腰椎和下肢
卡压性神经病

Entrapment Neuropathy of the Lumbar Spine and Lower Limbs

主　编 ◎ [日] 井须丰彦（Toyohiko Isu）

　　　　[韩] 金景成（Kyongsong Kim）

主　译 ◎ 武百山　柳垂亮　李玉娟　程　亮

副主译 ◎ 刘　娟　董蜀华　李建勋　李志刚

科学技术文献出版社
SCIENTIFIC AND TECHNICAL DOCUMENTATION PRESS
·北京·

图书在版编目（CIP）数据

腰椎和下肢卡压性神经病 / (日) 井须丰彦, (韩) 金景成主编；武百山等主译. -- 北京：科学技术文献出版社, 2025. 6. -- ISBN 978-7-5235-2532-6

Ⅰ. R745

中国国家版本馆 CIP 数据核字第 2025QJ3351 号

著作权合同登记号 图字：01-2025-2247
中文简体字版权专有权归科学技术文献出版社所有
First published in English under the title
Entrapment Neuropathy of the Lumbar Spine and Lower Limbs
edited by Toyohiko Isu and Kyongsong Kim
Copyright © Toyohiko Isu and Kyongsong Kim, 2021
This edition has been translated and published under licence from
Springer Nature Singapore Pte Ltd.

腰椎和下肢卡压性神经病

策划编辑: 张 蓉　责任编辑: 张 蓉　危文慧　责任校对: 王瑞瑞　责任出版: 张志平

出　版　者	科学技术文献出版社	
地　　　址	北京市复兴路15号　邮编 100038	
编　务　部	（010）58882938，58882087（传真）	
发　行　部	（010）58882868，58882870（传真）	
邮　购　部	（010）58882873	
官 方 网 址	www.stdp.com.cn	
发　行　者	科学技术文献出版社发行　全国各地新华书店经销	
印　刷　者	北京地大彩印有限公司	
版　　　次	2025 年 6 月第 1 版　2025 年 6 月第 1 次印刷	
开　　　本	787×1092　1/16	
字　　　数	89千	
印　　　张	6	
书　　　号	ISBN 978-7-5235-2532-6	
定　　　价	68.00元	

主译简介

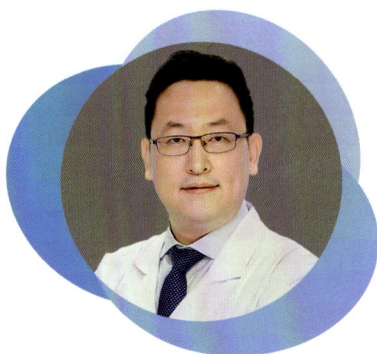

武百山

　　首都医科大学附属北京朝阳医院疼痛科副主任，主任医师，副教授，医学博士，硕士研究生导师

【社会任职】

　　国家卫生健康委能力建设和继续教育疼痛医学专家委员会副主任委员兼秘书长，中国未来研究会医学创新研究分会副会长兼疼痛专家委员会主任委员，中华超声医学培训工程肌骨超声专家委员会副主任委员。

【专业特长】

　　各类脊柱源性疼痛、头面部疼痛、神经病理性疼痛、关节和软组织疼痛等的超声可视化精准靶向微创介入治疗。

【学术成果】

　　主编、主译专著多部，参编中国专家共识多篇；发表学术论文80余篇；主持各类科研项目多项；获北京市科学技术进步奖三等奖。

主译简介

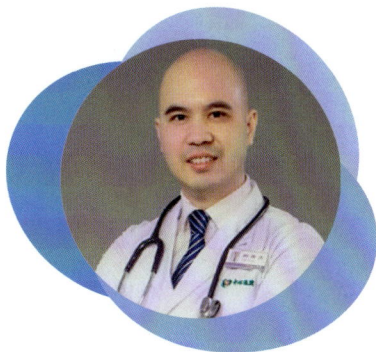

柳垂亮

广州中医药大学佛山临床医学院大外科副主任、麻醉手术中心主任、疼痛科主任，医学博士，主任医师，教授，硕士研究生导师，"十四五"重点学科带头人，佛山市名医、创新领军人才、杰出青年医学人才

【社会任职】

中国超声医学工程学会麻醉与疼痛超声专业委员会副主任委员，广东省基层医药学会珠三角颈肩腰腿痛防治专业委员会副主任委员，佛山市生物医学工程学会麻醉治疗技术与工程分会主任委员。

【专业特长】

从事急慢性痛症及失眠诊疗工作20余年。擅长以"四位一体"精准诊疗体系，主诊顽固性失眠、软组织与骨关节疼痛、神经病理性疼痛、头面部疼痛及癌痛等痛症。

【学术成果】

主编及参编专著多部；发表论文100余篇；主持及承担各级别立项课题30余项；取得科技成果多项。

主译简介

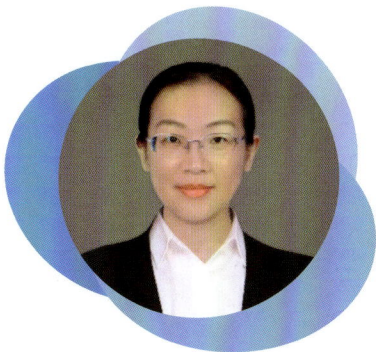

李玉娟

　　中山大学孙逸仙纪念医院麻醉科副主任，麻醉科教研室主任，主任医师，医学博士，博士研究生导师

【社会任职】

　　广东省抗癌协会肿瘤麻醉及镇痛治疗专业委员会副主任委员，广东省女医师协会麻醉与围术期医学专业委员会副主任委员，广东省医学教育协会麻醉学专业委员会副主任委员，广东省医师协会麻醉科医师分会毕业后医学教育专业组副组长；《中华行为医学与脑科学杂志》通信编委，《岭南现代临床外科》杂志编委。

【专业特长】

　　老年患者、小儿患者、困难气道患者、危重疑难患者的手术麻醉管理、围术期神经保护及急性疼痛处理。

【学术成果】

　　在国内外专业杂志上发表学术论文100余篇；主持国家级科研项目2项，省市级科研项目10余项。

主译简介

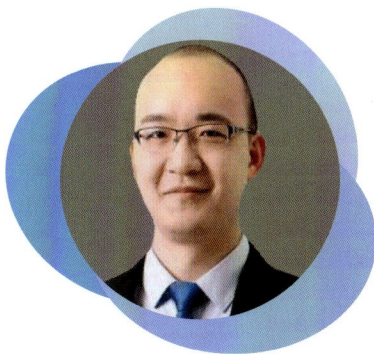

程 亮

南方医科大学第三附属医院（广东省骨科医院、广东省骨科研究院）脊柱外科副主任医师，硕士研究生导师，广东省第十批援藏医疗人才，第十届"羊城青年好医生"

【社会任职】

国际矫形与创伤外科学会（International Society of Orthopaedic Surgery and Traumatology，SICOT）中国部微创骨科专业委员会秘书长，中国残疾人康复协会肢体残疾康复专业委员会临床骨科教育培训学组秘书，中国老年学和老年医学学会老年骨科分会委员，广东省医师协会援藏工作委员会委员等。

【专业特长】

专职开展脊柱疼痛相关疾病诊疗，专注于颈肩腰腿痛、颈椎病、颈椎间盘突出症、腰椎滑脱症、腰椎管狭窄症、腰椎间盘突出症等疾病的微创诊疗。

【学术成果】

出版专著 5 本；发表 SCI 收录论文及国家级核心期刊收录论文共 20 篇，其中以第一作者或通信作者在脊柱外科国际顶级期刊 *Spine*、*Spine Journal* 及 *European Spine Journal* 等上发表论文 8 篇（总 IF 为 30 分）；主持及参与高级别科研项目多项。

译者名单

主　　译：武百山　柳垂亮　李玉娟　程　亮
副 主 译：刘　娟　董蜀华　李建勋　李志刚
译　　者：（按姓氏笔画排序）

王国亮　广州开发区医院（广州市黄埔区人民医院）

刘　娟　首都医科大学附属北京朝阳医院

李　婧　佛山复星禅诚医院

李玉娟　中山大学孙逸仙纪念医院

李军华　中山大学孙逸仙纪念医院

李志刚　首都医科大学附属北京朝阳医院

李建勋　首都医科大学附属北京朝阳医院

张思博　佛山复星禅诚医院

张镇锋　广州开发区医院（广州市黄埔区人民医院）

陆秀芳　佛山复星禅诚医院

陈双云　佛山复星禅诚医院

武百山　首都医科大学附属北京朝阳医院

柳垂亮　佛山复星禅诚医院

梁　登　东莞东华医院

梁宇鹏　广州医科大学附属第三医院

董蜀华　成都京东方医院

程　亮　南方医科大学第三附属医院

程仕宇　佛山复星禅诚医院

黎颖红　广东医科大学顺德妇女儿童医院

中文版序言

在医学的浩瀚海洋中，神经系统的研究犹如璀璨的明珠，闪耀着智慧的光芒。在这一领域中，卡压性神经病作为一种常见而复杂的疾病，影响着许多患者的生活质量，亟待深入研究。《腰椎和下肢卡压性神经病》一书由我国疼痛医学专家主译，本书的出版使我深感振奋，诚挚推荐给广大医务工作者、研究人员及患者阅读。

本书由在神经病学及疼痛管理领域享有盛誉的 Toyohiko Isu 教授和 Kyongsong Kim 教授主编，他们拥有深厚的学术背景和丰富的临床经验。他们的研究不仅为卡压性神经病的治疗提供了重要的理论支持，也为临床实践指明了方向。在本书中，Toyohiko Isu 教授与多位知名专家共同贡献了他们的智慧，致力于为读者呈现一部系统、全面的学术著作。

本书分为 3 个主要部分，内容涵盖腰椎旁疾病、下肢卡压性神经病及综合观点，旨在为读者提供清晰的结构与系统的知识体系。本书的第一部分专注于腰椎旁疾病，详尽介绍了多种相关疾病，在该部分中，作者深入探讨了每种疾病的发病机制、临床表现及诊断流程，并提供了实用的治疗建议。对于医师而言，该部分的内容无疑将帮助他们提高对这些疾病的认识，从而更好地为患者提供个性化的治疗方案。接下来的第二部分则聚焦于下肢卡压性神经病，该部分通过科学的研究数据，帮助读者更深入地理解这些疾病的特点及其相互关系。这些内容不仅为临床实践提供了理论依据，也为进一步的研究提供了启示。最后一部分综合了前两部分的内容，深入探讨了腰椎旁疾病、腿部卡压性神经病与腰椎手术失败综合征之间的关系，以及腰椎旁疾病的发病率和治疗方法。该部分对比分析了不同类型的神经病症，揭示了它们之间的相互影响，为临床医师在治疗策略的制定上提供了宝贵的参考依据。

在此，我要衷心感谢武百山教授及各位译者的辛勤付出，他们不仅是本书的译者，更是这一领域的深入研究者。通过他们的努力，本书得以顺利完成，其丰富的内容与流畅的语言为读者提供了极佳的阅读体验，他们的专业知识和无私奉献精神，使这部著作的学术价值得到了进一步提升。

本书的出版既是对卡压性神经病研究的进一步推动，也是对临床医学实践的有力支持。希望本书能够帮助读者更好地理解这些复杂的疾病，促进临床诊断和治疗水平的提高。同时，我也期待着在未来的医学研究中，能够有更多的学者关注这一领域，继续深入探索卡压性神经病的奥秘。

最后，我期待本书能够在广大读者中引发广泛的讨论与交流，为推动神经医学的发展贡献一份力量。让我们携手前行，共同为提升患者的健康水平而努力。

国家卫生健康委能力建设和继续教育疼痛医学专家委员会主任委员
中国医师协会疼痛科医师分会会长
国家疼痛质量控制中心主任
中日友好医院疼痛科主任

中文版前言

在现代医学领域，神经系统疾病的研究日益受到关注，尤其是卡压性神经病这一重要疾病的研究。卡压性神经病不仅影响患者的生活质量，还可能导致长期的功能障碍和心理问题。*Entrapment Neuropathy of the Lumbar Spine and Lower Limbs* 一书由 Toyohiko Isu 教授和 Kyongsong Kim 教授主编，力求为医学界提供系统、全面的参考资料。

本书分为 3 个部分。

第一部分专注于腰椎旁疾病，具体介绍了臀上皮神经卡压性神经病、臀中皮神经卡压性神经病、臀中肌疼痛、骶髂关节疼痛及梨状肌综合征等疾病。这些疾病在临床上较为常见，但由于其发病机制复杂，临床表现各异，往往会导致误诊或漏诊。因此，该部分内容的详细解析将有助于医务人员更准确地识别和诊断这些疾病，从而制定相应的治疗方案。

第二部分集中讨论下肢卡压性神经病，包括股外侧皮神经卡压性神经病、腓总神经卡压性神经病、腓浅神经卡压性神经病、跗管综合征和莫顿病等。这些下肢疾病不仅常见于运动员、体力劳动者，也逐渐影响到普通人群。本书通过对这些疾病的深入研究，希望能够提高临床医师在下肢卡压性神经病诊治方面的能力，从而帮助患者更快地恢复健康。

第三部分则提供了综合观点，探讨腰椎旁疾病 / 腿部卡压性神经病与腰椎手术失败综合征之间的关系。该部分内容将对腰椎和下肢卡压性神经病的发病率进行详细分析，揭示这些疾病在临床实践中的重要性。

本书的编写与翻译离不开众多专家的支持和努力。在此，我要特别感谢 Toyohiko Isu 教授，他的学术造诣和专业知识为本书的写作奠定了坚实的基础。同时，感谢所有参与本书翻译、审校及编辑工作的专家，正是你们的努力，才使得本书能够顺利出版。每一位为此付出心血的专家，都在推动着神经科学领域的发展，为我们提供了宝贵的知识和经验。

我还要感谢出版社的支持与合作，出版社为本书的出版提供了良好的平台。你们的努力让更多的医学专业人员能够接触到这部重要的译著，从而提升其在神经病学领域的研究与实践水平。

  作为译者，我深知翻译工作的重要性及挑战性。在翻译过程中，我力求准确传达原书的学术内容和精神，同时兼顾语言的流畅性和可读性。如果在翻译过程中有任何不当之处，恳请读者批评指正。学术交流与讨论是推动医学进步的动力，我期待与您共同探讨和学习相关知识。

  希望本书能为医学界带来启发，促进对卡压性神经病的进一步研究，最终改善患者的健康状况和生活质量。让我们共同努力，为推动神经医学的发展贡献自己的力量。

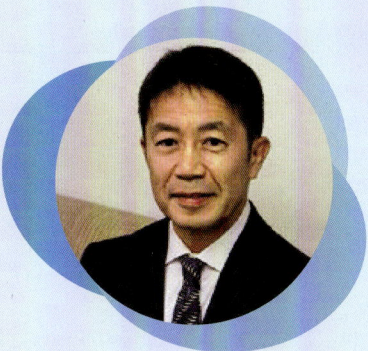

Matsuyama的序言

　　我非常荣幸能为 *Entrapment Neuropathy of the Lumbar Spine and Lower Limbs* 一书撰写序言。周围神经卡压是一种神经功能障碍，源于穿过韧带或肌肉起始的腱弓或骨纤维管下方的周围神经受到持续的机械刺激。上肢周围神经卡压较为常见，如腕管综合征和肘管综合征，而腰椎旁疾病和下肢卡压性神经病常常被漏诊。脊柱外科医师、神经外科医师、神经内科医师、骨科医师及疼痛科专家经常接诊腰痛和下肢麻木或疼痛的患者，因此必须意识到腰椎旁疾病和下肢卡压性神经病的可能性。这些疾病可能会被误诊为腰椎疾病，如果基于错误的诊断进行手术，可能会导致腰椎手术失败。

　　Isu 教授总结了腰椎旁疾病和下肢卡压性神经病的特征：①典型症状为周围神经支配区域出现感觉障碍、麻木和疼痛，运动麻痹并非常见症状；②压痛点或卡压区域的蒂内尔征，以及阻滞受累神经后症状的减轻，这两者都具有重要的诊断意义；③由于这些疾病的症状与腰椎疾病非常相似，且 MRI、CT 等影像学检查及神经传导检查并不能提供有用的信息，因此必须进行鉴别诊断。

　　臀上皮神经病变这一章对我来说非常有趣，它详细阐述了臀上皮神经病变的诊断和治疗，对于脊柱外科医师、神经外科医师、神经内科医师和骨科医师而言，臀上皮神经病相对难以理解。特别是当原因未能明确时，非特异性腰痛可能被误认为是由这种臀上皮神经病变引起的。此类感觉神经的卡压性病变很难通过影像学或电生理检查确诊，通常被视为一种罕见疾病，仅能通过症状和临床实践进行诊断。

　　Isu 教授比我年长 10 余岁，他总是亲切地与我交流，我也从他那里学到了很多。我曾受邀进行一场关于成人脊柱畸形的周围神经病的讲座，在那里我与

Isu 教授的小组度过了非常愉快的时光。在我的记忆中，Isu 教授格外注重团队合作及临床实践与研究工作的重要性。最终，他的团队研究成果成就了本部精彩著作。

希望医学专业人员能在日常实践中有效地学习本书，以改善非特异性腰痛患者治疗效果不佳的状况。

Yukihiro Matsuyama

Professor and Chairman，Department of Orthopaedic Surgery

Hamamatsu University School of Medicine

Shizuoka，Japan

柳垂亮、董蜀华　译，李玉娟、柳垂亮　校

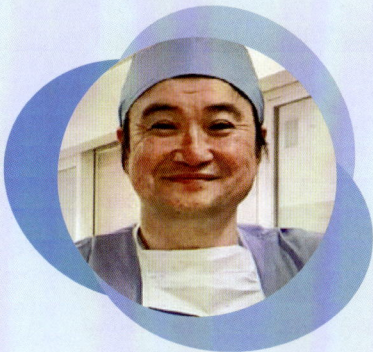

Kuroda的序言

我很荣幸能为由 Toyohiko Isu 教授和 Kyongsong Kim 教授主编的新书 *Entrapment Neuropathy of the Lumbar Spine and Lower Limbs* 撰写序言。1980—1985 年，我作为北海道大学医学部的一名医学生，渴望成为一名熟练且优秀的神经外科医师，通过手术挽救成千上万神经疾病患者的生命。通过手术显微镜观察活体大脑和脊髓在脑脊液中的跳动，我感到非常奇妙，在我眼中，它们就像海底的宫殿。那时，我第一次见到了当时在北海道大学医学部神经外科担任助理教授的 Isu。当时，Isu 教授负责脊髓疾病的治疗工作。他为许多颈椎病、腰椎间盘突出症及其他退行性脊柱疾病的患者提供治疗，同时也在不断创新和构思，为脊髓空洞症和脊髓肿瘤开发新的成像技术和手术治疗方法，这些都给我留下了深刻的印象。因此，我相信他是北海道大学医学部在过去 40 年中成为脊柱外科圣地的最重要奠基人。

1986 年毕业后，为了实现自己的梦想，我先后在北海道大学医学部和国家心血管中心接受了住院医师培训。1995—1997 年，我有幸师从世界脑循环与代谢研究之父——瑞典隆德大学的 Bo K. Siesjo 教授。1998—2012 年，我在北海道大学医学部神经外科工作，随后转至日本富山大学医学部神经外科。作为教授和科主任，我目前正从事教育、医学实践和转化研究工作。

在此期间，虽然 Isu 教授于 1989 年从北海道大学调任到 Kushiro Rosai 医院，但我和 Isu 教授的友谊在过去的 30 年里一直保持着。2012 年我刚搬到富山就邀请他担任富山大学的客座教授。从那以后的 8 年里，他每年都在富山大学为大约 1000 名医学生做非常有趣的演讲。搬到北海道东部的中心城市 Kushiro 后，Isu 教授开发了一种针对 Chiari 畸形的枕骨大孔微创减压术，仅切除硬脑膜的外层来治疗相关的脊髓空洞症。起初，许多神经外科医师和骨科医师觉得这个手术很奇怪，但很快它就被全世界广泛接受和应用。这种术式大大超越了传统方法，因为它不会导致脑脊液泄漏。随后，他又开发了一种新的颈椎前路融合手术技术，使用从患者自身颈椎椎体获取的移植骨进行手术。这种手术技术创伤较小，由于不需要移植髂骨，患者可以在术后早期活动。这项技术可以应用于颈椎病和后纵韧带骨化，称为 William-Isu 方法。在此之前，Kushiro Rosai 医院是北海道东部脑血管疾病的主要中心，但在 Isu 教授担任新职位后，医院收治了许多来自北海道东部各地的脊柱和脊髓疾病患者。

除了脊柱和脊髓疾病的手术治疗外，Isu 教授还开始治疗卡压性神经病患者，特别是腰椎和下肢周围神经卡压的患者。他告诉我，即使在腰椎手术后，仍有不少患者继续抱怨腰背部和下肢疼痛，而大多数医院对此并不重视。他希望能为患者做些什么来减轻他们的痛苦。他从仔细触诊开始，这是确定卡压性神经病患者压痛点的最快方法，然而近年来，我们过度依赖 CT 和 MRI 等成像技术，忽视了触诊的重要性，回避了"触摸"患者。单靠影像学无法正确诊断卡压性神经病，他经常提醒我们触诊的重要性，但这一点我们目前几乎忘却。他已将显微镜应用于卡压性神经病的手术中，并正在开发识别受累神经的新方法。在过去 10 年里，通过积极的临床实践，他与其得力助手 Kim 教授共同发表了 30 多篇关于卡压性神经病显微手术的英文文章。Isu 教授是国内外公认的脊柱外科和周围神经外科顶级专家。我由衷地钦佩他的才华、灵活性和求知欲，希望以他为榜样，继续在各个年龄段开拓新领域。因此，我相信，认真阅读本部新颖的著作，您一定能深入理解许多卡压性神经病的概念和手术治疗，学习本书或将帮助您更快地成为卡压性神经病专家。请开始阅读，并享受阅读的过程吧！

Satoshi Kuroda

Professor and Chairman，Department of Neurosurgery，
Graduate School of Medicine and Pharmaceutical Sciences
University of Toyama
Toyama，Japan

Comprehensive Stroke Center，
Toyama University Hospital
Toyama，Japan

柳垂亮、董蜀华　译，李玉娟、柳垂亮　校

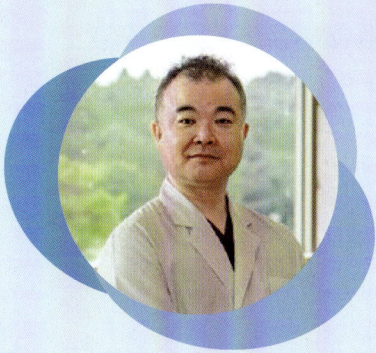

Matsumoto的序言

Entrapment Neuropathy of the Lumbar Spine and Lower Limbs 向读者介绍了一系列综述文章，强调了复合诊断和治疗在神经外科中的重要性。最近的研究对曾被视为标准治疗方案的安全性提出了新的观点，同时也为特定疾病提供了潜在的新治疗方案。随着越来越多的神经外科患者受到医疗资源短缺的影响，临床医师面临着挑战，需要提升对可使用的替代治疗方案的掌握程度。本书旨在提高临床医师对各种专业领域复合治疗的了解，包括腰椎旁疾病和下肢卡压性神经病等的复合治疗。

近一个世纪以来，充分的神经生理学检查一直是神经病学诊断的基石。然而，最近的研究显示，临床神经生理学检查在诊断和治疗效果评价方面常常被忽视。本书介绍了常用临床神经生理检查的特性和监测参数，为神经病变患者提供信息，帮助他们选择合适的治疗方法。作者还总结了一些概念，以提高临床医师在治疗神经外科住院患者时的认知水平和能力。

此外，神经病变人群面临疼痛、失眠、步态障碍和活动能力下降等并发症的发生风险。最近的文献验证了镇静剂或止痛剂在这一人群中的使用效果，同时用于其他适应证的处方药也在增加。总体而言，这些药物的临床获益需权衡其引发的延续性医源性虚弱（失用综合征）的风险，后者可能延长机械通气时间并损害神经功能评估的能力。作者的目的是在综述中介绍这些治疗在外科和药理学上的细微差别，以指导从事重症监护的临床医师进行临床工作。他们还列举了每种可用治疗方法的相关文献，以指导临床医师如何正确选择和监测治疗，同时采用辅助措施以减少相关并发症的发生。

除了介绍神经病变的管理，作者还详细描述了神经现象及其潜在机制，以及一种非常实用的阶梯式治疗方案。提供的信息将帮助临床医师治疗"卡压性神经病"患者，同时也适用于病情较轻的患者。

　　总之，本书是一部引人入胜且全面的临床综述集锦，涉及腰椎手术失败综合征和腰椎旁疾病的发病率等内容。Fumiaki Fujihara 及其同事提出了一种安全策略，以尽量减少威胁患者安全的干扰和不良事件。

　　Entrapment Neuropathy of the Lumbar Spine and Lower Limbs 为临床医师提供了应对神经外科中一些最具挑战性问题的新方法。了解神经病学和临床神经生理学是寻找有效解决方法的第一步。我感谢所有作者撰写的宝贵内容，并相信读者会发现在当前复杂多变的环境中，本书可作为提供循证实践、指导多学科治疗、促进团队合作，以及将流程标准化的最佳教材，并可作为参考标准，帮助临床医师努力实现一致性。

Shuji Matsumoto

Professor and Chairman，Department of Rehabilitation

and Physical Medicine，Graduate School of Medical

Nippon Medical School

Tokyo，Japan

柳垂亮、董蜀华　译，李玉娟、柳垂亮　校

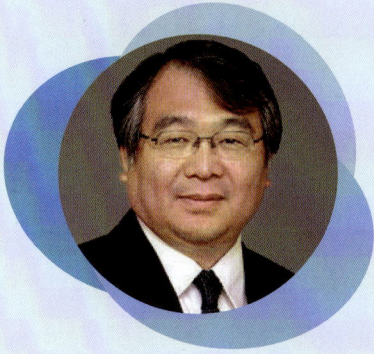

Kimura的序言

　　在 *Entrapment Neuropathy of the Lumbar Spine and Lower Limbs* 一书中，Toyohiko Isu 教授（Kushiro Rosai 医院神经外科）和 Kyongsong Kim 教授（日本医科大学神经外科周围神经和脊柱手术组）探讨了许多患者面临的腰痛、四肢麻木和疼痛问题。两位作者参与了大量临床研究，并在阐明周围神经卡压性疾病的病理生理学及其治疗方法方面取得了显著成果。Isu 教授和 Kim 教授是少数精通该领域的医师，因此许多患者可能无法获得准确的诊断和有效的治疗。这些患者的持续疼痛可能源于未知原因或被错误地归因于其他疾病；当药物治疗无效时，他们往往继续承受痛苦。

　　Isu 教授和 Kim 教授也是专门治疗脊柱疾病的神经外科团队的成员。在他们漫长的职业生涯中，他们遇到了众多腰痛和四肢麻木、疼痛的患者，因此专注于这些患者的诊断和治疗。他们的诊断和治疗方法已在国际期刊上发表。*Entrapment Neuropathy of the Lumbar Spine and Lower Limbs* 的出版，正是对上肢卡压性周围神经病变（如腕管综合征、肘管综合征和胸廓出口综合征）研究报道的必要补充。因此，他们的工作对医师和患者都具有重要价值。

　　本书详细介绍了引起腰痛和下肢麻木、疼痛的卡压性神经病的病因和重要的治疗信息，讨论了临床症状、疗效、神经阻滞的诊断价值和其他诊断标准等内容。基于对卡压性神经病背后科学基础的理解和他们的临床经验，作者的发现对临床医师非常有帮助。

　　尽管明确诊断下肢周围神经疾病仍然困难，但是本书为解决这一问题提供了循证建议。Isu 教授和 Kim 教授探讨了由腓总神经卡压性神经病引起的间歇性跛行，分析了手术过程中与腓总神经病相关的动态因素，并提出了一些具有诊断意义的重要发现。虽然间歇性跛行通常归因于腰椎疾病和动脉硬化闭塞症，但股外侧皮神经病变患者也可能出现间歇性跛行。

本书易于阅读，主题组织合理，每个部分都配有易于理解的表格和插图。在此，我不仅想把其推荐给神经外科医师，也想推荐给神经学家和其他领域的专家们。对于那些面对疼痛患者并发现早期治疗无效的医师来说，本书提供的信息极具价值。

Kazumi Kimura

Professor and Chairman，Department of Neurology

Nippon Medical School

Tokyo，Japan

柳垂亮、董蜀华　译，李玉娟、柳垂亮　校

目 录

1 概述 ·· 1

第一部分　腰椎旁疾病

2 臀上皮神经卡压性神经病 ·· 6

3 臀中皮神经卡压性神经病 ·· 11

4 臀中肌疼痛 ··· 16

5 主编短文 1：相识 ·· 20

6 骶髂关节疼痛 ·· 21

7 梨状肌综合征 ·· 26

8 主编短文 2：相识 Yoshinobu Iwasaki ···································· 29

第二部分　下肢卡压性神经病

9 股外侧皮神经卡压性神经病 ··· 32

10 腓总神经卡压性神经病 ·· 36

11 腓浅神经卡压性神经病 ·· 41

12 主编短文 3：相识针灸师 Masami Sato 先生 ····························· 45

13 跗管综合征 ··· 46

14 莫顿病 ··· 51

15 主编短文 4：年长的神经外科医师，要有雄心壮志！ ··················· 54

第三部分　综合观点

16 腰椎旁疾病 / 腿部卡压性神经病与腰椎手术失败综合征的关系 ········· 56

17 腰椎旁疾病的发病率 ·· 62

18 主编短文 5：以通过医师的双手治愈患者为医疗目标 ··················· 67

拓展阅读 ·· 69

1 概述

Toyohiko Isu

摘要

在临床评估过程中，对于症状较轻的患者，腰椎旁疾病和下肢卡压性神经病的发病率同样可能较高，但这些疾病却常被漏诊或未被治疗。

腰椎旁疾病和下肢卡压性神经病的特征如下。

（1）患者在周围神经支配的区域出现感觉障碍、麻木和疼痛，而运动麻痹则不是常见的症状。

（2）在压迫区域发现压痛点或蒂内尔征阳性具有重要的诊断价值。此外，通过阻滞受累神经以减轻症状同样具备显著的治疗意义。

（3）MRI、CT等影像学检查及神经传导检查往往无法提供有用的信息。这些疾病的症状与腰椎疾病非常相似，因此必须进行仔细的鉴别诊断。

关键词

臀部疼痛；腰痛；下肢疼痛；下肢麻木；周围神经卡压性神经病

1.1 引言

周围神经卡压是一种神经性疾病，主要是由于周围神经在穿过韧带或肌肉起源的腱弓或纤维骨性隧道时，受到持续的机械性刺激。上肢的周围神经卡压，如腕管综合征和肘管综合征等较为常见，而腰椎旁疾病和下肢卡压性神经病常常容易被漏诊或误诊。脊柱外科医师、神经外科医师、骨科医师、神经科医师和疼痛诊疗专家在面对主诉腰痛和下肢麻木或疼痛的患者时，必须意识到腰椎旁疾病和下肢卡压性神经病的可能性。这些疾病有时会被误诊为腰椎疾病，患者可能因此接受不必要的手术，最终导致手术失败。对于同时存在腰椎旁疾病和下肢卡压性神经病的患者，仅仅针对腰椎疾病进行手术可能效果不好。因此，脊柱和脊髓外科医师需要了解腰椎旁疾病和下肢卡压性神经病的可能性及其治疗方法。在某些情况下，腰椎旁疾病和下肢卡压性神经病可能与脑部疾病并存。慢性脑血管疾病伴发的周围神经病变会严重影响患者的生活质量（quality of life，QOL），因此医疗专业人员必须关注这一临床现象。

1.2 发病率

包括症状较轻的患者在内，腰椎旁疾病和下肢卡压性神经病的发病率极高。Nagano[1]引用的研究指出，腕管综合征占卡压性神经病的51%，而肘管综合征占28%。Tachibana等[2]在对621例周围神经病门诊患者的调查中发现，344例（55%）患有腕管综合征，83例（13%）患有跗管综合征，77例（12%）患有肘管综合征。此外，在1228例患者的手术中，803例（65%）涉及正中神经，236例（19%）涉及胫后神经（跗管综合征），115例（9%）涉及尺神经。卡压性神经病是最常见的临床疾病之一。在Kushiro Rosai医院神经外科收治的1276例周围神经卡压患者中，有1141例（89%）因腰椎旁疾病或下肢卡压性神经病接受了手术，其中臀上皮神经卡压性神经病463例、跗管综合征228例、臀中肌疼痛217例、腓总神经卡压性神经病 153 例、臀中皮神经卡压性神经病 50 例、腓浅神经卡压性神经病 14 例、股外侧皮神经卡压性神经病 11 例，以及股神经卡压性神经病 5 例（图 1.1）。我们科室患者的腰椎旁疾病和下肢卡压性神经病发病率较高，我们认为这与我们对这些疾病进行积极诊断和治疗密切相关。

1.3 临床症状和诊断 [3]

腰椎旁疾病和下肢卡压性神经病常常引起周围神经支配区的感觉障碍、麻木和疼痛，但运动性麻痹并不常见。

临床症状包括臀上部疼痛、臀内侧部疼痛，大腿前外侧的麻木、刺痛、灼痛或灼烧感，以及小腿外侧和足背的麻木、疼痛、感觉异常、异物感，受累脚掌发冷（不累及足跟），这些症状可能提示腰椎旁疾病和下肢卡压性神经病（图 1.2）。患者的主诉通常为灼烧痛、刀割痛、麻刺痛或锐痛等。由于麻木是常见的主诉，了解神经束及关节、肌肉的解剖结构尤为重要。同时，获取患者日常生活活动的信息也非常有帮助，如步行、久坐、久站等活动可能会对

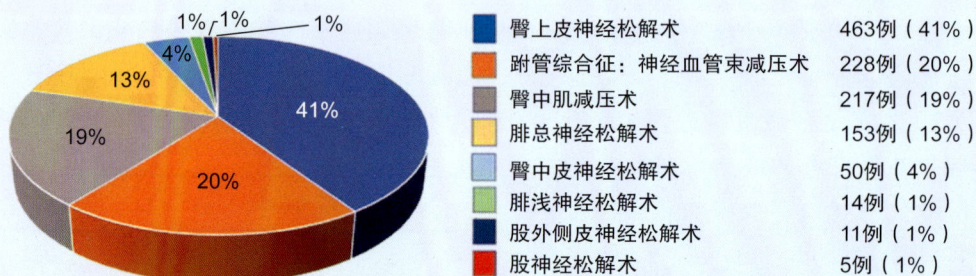

■ 臀上皮神经松解术	463 例	（41%）
■ 跗管综合征：神经血管束减压术	228 例	（20%）
■ 臀中肌减压术	217 例	（19%）
■ 腓总神经松解术	153 例	（13%）
■ 臀中皮神经松解术	50 例	（4%）
■ 腓浅神经松解术	14 例	（1%）
■ 股外侧皮神经松解术	11 例	（1%）
■ 股神经松解术	5 例	（1%）

日本 Kushiro Rosai 医院神经外科为腰椎旁疾病和下肢卡压性神经病患者进行的周围神经手术（2009 年 1 月至 2019 年 12 月）。患者总数：1276 例。手术数量（不包括上肢手术）：1141 例（89%）。

图 1.1 日本 Kushiro Rosai 医院研究

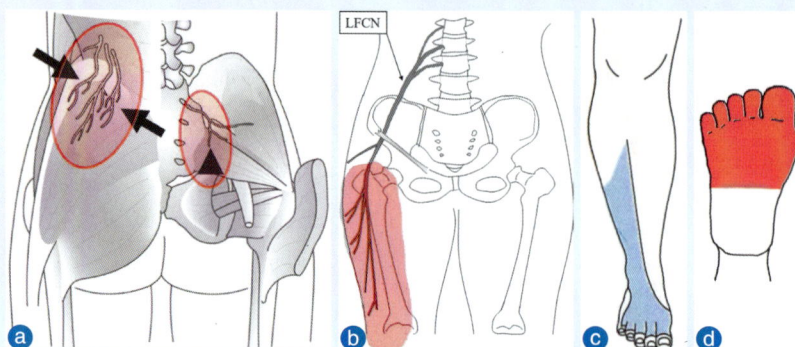

a. 臀上皮神经（箭头）卡压引起臀上部疼痛，臀中皮神经（箭头）卡压引起臀内侧部疼痛；b. 股外侧皮神经（LFCN）卡压导致大腿前外侧出现麻木、针刺感、麻刺感或灼烧感等；c. 腓总神经卡压引起小腿外侧和足趾背部的麻木和疼痛；d. 跗管综合征患者的症状包括感觉异常、异物感及受累脚掌发冷，但不涉及足跟部。

图 1.2 受累周围神经的麻木区和疼痛区

受影响部位施加压力或增加负荷，导致症状加剧。这些症状与腰椎疾病的症状相似，因此进行鉴别诊断显得至关重要。

当怀疑为腰椎旁疾病或下肢卡压性神经病时，必须确认压痛点或具有蒂内尔征的卡压点位置（图1.3）。尽管在某些情况下，卡压区域的蒂内尔征可能是假阳性，但它们通常出现在卡压部位，因此对诊断周围神经卡压性神经病十分重要。

CT和MRI确实能够识别肿块病变，如神经节和肿瘤，但对诊断腰椎旁疾病和下肢卡压性神经病并没有帮助。

神经传导检查通常缺乏诊断价值，这可能是因为动态的神经病变影响了检查结果的准确性。当我们怀疑为腰椎旁疾病时，可以通过寻找压痛点或蒂内尔征的卡压点位置进行诊断。然后，在压痛点进行神经阻滞（图1.4）。如果神经阻滞成功并且症状明显减轻，则可以确诊为腰椎旁神经疾病。

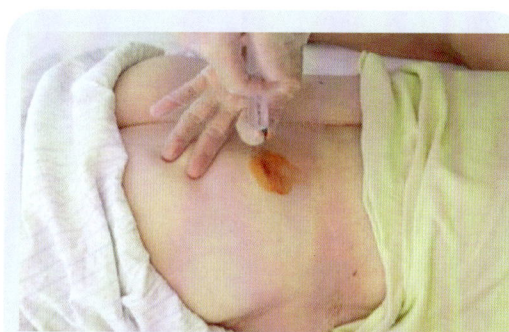

图1.4 在距中线7 cm的髂骨嵴上进行臀上皮神经阻滞

1.4 治疗 [3-4]

◆ 1.4.1 保守治疗

药物治疗是缓解麻木和疼痛的基本方法。我们常使用非甾体抗炎药、普瑞巴林、米洛巴林[5]和曲马多。如果药物治疗无效，可以尝试神经阻滞治疗。如果在阻滞后症状得到缓解，就可以诊断为臀部或股外侧皮神经卡压性神经病。然而，对于腓总神经卡压性神经病患者，由于神经阻滞可能

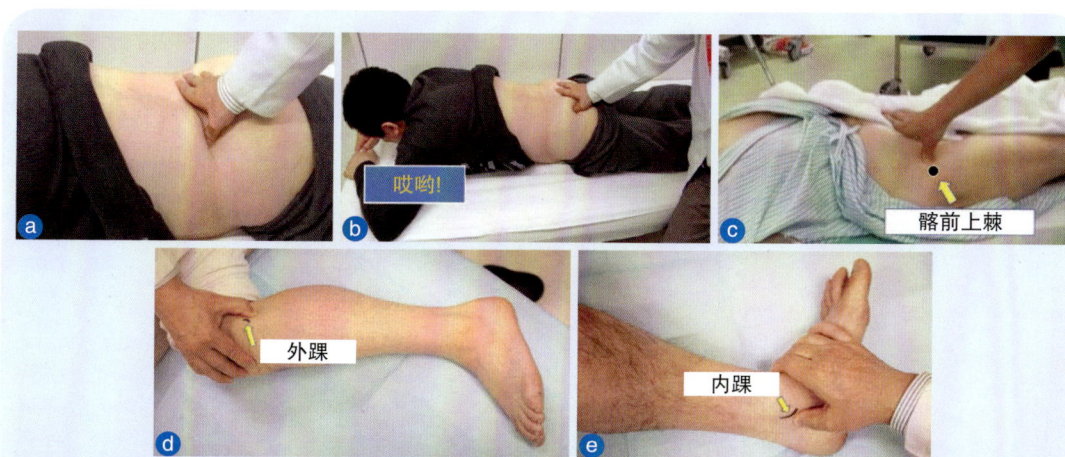

a. 臀上皮神经卡压：压痛点位于距髂嵴中线7 cm处；b. 臀中皮神经卡压：压痛点位于距髂后上棘尾侧35 mm、髂嵴边缘稍外侧处；c. 股外侧皮神经卡压：触发点位于腹股沟韧带上方；d. 腓总神经卡压：所有患者腓骨颈周围的腓总神经蒂内尔征均为阳性；e. 跗管综合征：部分患者在跗管内的蒂内尔征呈阳性。

图1.3 卡压区域的压痛点或蒂内尔征

导致足部运动麻痹，因此我们通常不采用该治疗方法。

◆ 1.4.2　手术治疗

当药物无法缓解症状和（或）阻滞效果短暂时，我们会考虑进行手术。在不使用止血带的情况下，我们在局部麻醉下采用显微镜进行显微手术松解。局部麻醉使我们能够在手术过程中监测患者的反应，并保证老年患者手术相对安全。虽然清醒患者的术中反应有助于评估治疗的有效性，但如果痴呆患者在局部麻醉下，由于疼痛或不遵循外科医师的指示而随意变动体位，可能会导致手术困难。

当患者自述症状减轻，并且在压痛点按压不会引发疼痛时，则表明减压程度已足够。如果在手术过程中难以确定要松解的靶目标神经，我们会采用电刺激器进行直接刺激。当手术涉及较深的区域时，如臀皮神经卡压，我们可能会暂停使用抗血小板药或抗凝血药。对于周围神经卡压性神经病的术后管理需要注意：术后不需要外固定或限制活动，患者可以立即行走和活动。

1.5　结论

尽管腰椎旁疾病和下肢卡压性神经病并不罕见，但如果没有本文提供的信息，诊断医师可能无法识别这些疾病。这些疾病会降低患者的生活质量，但通过包括手术在内的适当治疗，可以有效改善这些问题[6]。

陆秀芳、李志刚　译，柳垂亮、武百山　校

参考文献

扫码查看

第一部分

腰椎旁疾病

2 臀上皮神经卡压性神经病

Kyongsong Kim

摘要

臀上皮神经（superior cluneal nerve，SCN）是一条分布于腰背部和臀上部的纯感觉神经。它起源于 T_{11} ~ L_5 的背侧根，并在髂嵴附近穿出胸腰筋膜，形成 4 ~ 6 个分支。在胸腰筋膜处，臀上皮神经卡压（SCN entrapment，SCN-E）可引起腰痛（low back pain，LBP），症状表现为髂嵴周围的腰痛，疼痛在腰部活动时加重。腰痛可能呈间歇性，且 47% ~ 84% 的患者会出现下肢症状。SCN-E 的症状常常被误诊为腰椎疾病。研究表明，SCN-E 的发病率占所有腰痛病例的 1.6% ~ 14%，这一比例高到令人出乎意料。SCN-E 的诊断依靠临床症状，在髂嵴处，距中线外侧 3 ~ 4 cm（内侧支）和 7 ~ 8 cm（中间支）可观察到压痛点。当 SCN 阻滞使腰痛减轻至少 75% 时，可以确诊为 SCN-E。SCN 阻滞是一种有效且特殊的治疗方法，28% ~ 100% 的 SCN-E 患者可以通过单纯的 SCN 阻滞得到治疗。当保守治疗未能产生持续改善时，SCN 松解术是一种微创的治疗选择，可在局部麻醉下通过显微镜进行手术。

关键词

臀上皮神经；卡压性神经病；腰痛；阻滞疗法；神经松解术

2.1 解剖学

臀上皮神经是一条纯感觉神经，分布于腰背部和臀上部，起源于 T_{11} ~ L_5 的背侧根。它有 4 ~ 6 个分支相互连接[1]。SCN 的分支在距中线外侧 3 ~ 4 cm（内侧支）和 7 ~ 8 cm（中间支）处穿出髂嵴附近的胸腰筋膜，并越过髂嵴。外侧支则在更靠近头端的位置穿出胸腰筋膜（图 2.1）。当 SCN 在胸腰筋膜处受到卡压时，会引起腰痛，这被称为臀上皮神经卡压性神经病（SCN entrapment neuropathy，SCN-EN）。1957 年，Strong 和 Davila[3] 首次报道了腰痛的病因与臀皮神经综合征和臀上皮神经卡压相关。

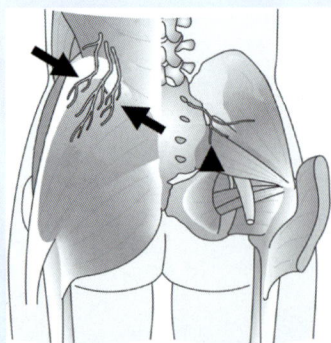

SCN 在髂嵴附近穿出胸腰筋膜，分布于腰背部和臀上部。箭头所指的为臀上皮神经。

图 2.1 臀上皮神经解剖结构示意（箭头）
（经许可转载[2]）

2.2 临床症状

主要的临床症状是髂嵴周围的腰痛。这种腰痛在腰部活动时会加重，如弯腰、侧腰、旋转、站立、坐下、长时间站立和行走等[4-7]。疼痛可能在步行时逐渐加重，偶尔会导致完全限制行走（间歇性腰痛）[8]。

研究显示，47% ～ 84% 的患者还会出现腿部症状[4, 6-7, 9]，这可能导致误诊为腰椎疾病[4]。

Ermis 等[10] 比较了 SCN-E 和腰椎间盘突出症作为腰痛的病因。研究发现，两组在生活质量表（SF-36）和脊柱功能障碍评分（oswestry disability index，ODI）上均无显著差异；然而，SCN-E 患者的心理健康评分较低，这表明他们的心理状态受到未能及时诊断 SCN-E 和（或）诊断医师无法做出正确诊断的影响。Kuniya 等的研究[6] 报告指出，SCN-E 引起的腰痛比其他原因引起的腰痛更为剧烈。

2.3　诊断

据报道，SCN-E 的发病率占所有腰痛病例的 1.6% ～ 14%，这一比例高到令人出乎意料[4, 6]。在日本患者中，20% ～ 52% 的人患有双侧 SCN-E[4, 7, 11]。由于 SCN 的直径较小（1 ～ 3 mm），放射学检查难以识别，而电生理学检查也无法用于诊断 SCN-E。因此，诊断主要基于临床表现[4]（表 2.1）。此外，在髂嵴处距中线外侧 3 ～

4 cm（内侧支）和 7 ～ 8 cm（中间支）可观察到触发点和放射痛（图 2.2）。当 SCN 阻滞使疼痛减轻至少 75% 时，可以确诊为 SCN-E。对于合并椎体骨折、腰椎间盘突出症、腰椎管狭窄症、腰椎排列不齐、腰椎手术失败综合征及帕金森病的 SCN-E 患者[4, 6, 12]，可通过微创治疗 SCN-E 来控制腰痛症状。SCN-E 可能伴随腰椎旁疾病，如臀中肌疼痛、骶髂关节疼痛和梨状肌综合征等，因此必须进行鉴别诊断。在我们 54 例接受手术治疗的 SCN-E 患者中，有 37 例（69%）出现脊柱放射学异常，包括腰椎管狭窄（n=12）、腰椎间盘突出（n=10）、椎体压缩性骨折（n=7）、退行性腰椎侧凸（n=7）及腰椎峡部裂（n=1），其中 2 例患者患有帕金森病[7]。

表 2.1　臀上皮神经卡压的诊断标准

诊断标准
1. 腰部活动会加剧腰部和臀上部的疼痛
2. 触发点位于距中线外侧 3 ～ 4 cm（SCN 内侧支）和外侧 7 ～ 8 cm（SCN 中间支）的髂嵴上
3. SCN 阻滞可以减轻至少 75% 的疼痛

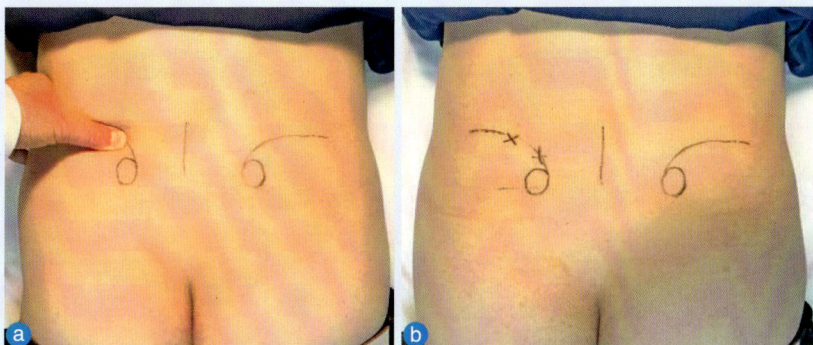

当在距离中线外侧 3 ～ 4 cm（SCN 内侧支）和外侧 7 ～ 8 cm（SCN 中间支）的髂嵴（×标记）处，确认有触发点疼痛时，即可诊断 SCN-E。

图 2.2　SCN-E 触诊

2.4 治疗

除了药物和物理治疗，SCN 阻滞是一种特殊的治疗手段。Ermis 等[10] 报道，在所有 25 例平均年龄为 22 岁的 SCN-E 患者中，经过 1 ~ 3 次 SCN 阻滞后，疼痛均得到了缓解，且这些患者未接受其他治疗。根据 Kuniya 等[6] 的研究，68% 的患者在 1 ~ 3 次 SCN 阻滞后，腰痛减轻超过 50%。Isu 等[4] 认为，28% ~ 100% 的 SCN-E 患者对 SCN 阻滞有反应，他们将其中存在的差异归因于患者的基础情况和共存的原发疾病。Bodner 等[13] 使用高分辨率超声对 SCN 进行了识别和评估。

当 SCN 阻滞仅能提供暂时有效的缓解，且保守治疗无法持续缓解疼痛时，SCN 松解术（可在局部麻醉下借助显微镜进行）是一种可行的治疗选择（图 2.3、图 2.4）。在局部麻醉下，手术中通过神经刺激和充分减压可以识别 SCN，并且疼痛症状的缓解可以在手术过程中得到确认。这种手术侵入性较小，适合高龄患者进行。术中静脉注射吲哚菁绿（indocyanine green，ICG）后，ICG 视频血管造影有助于确认减压是否足以改善神经滋养血管的血流[15]。SCN 松解术后，无须外固定或限制活动。

Kuniya 等[6] 报道，在 113 例 SCN-E 患者中，有 19 例（17%）需要手术，术后腰痛症状均有改善；视觉模拟评分法评分从 74 降至 35，Roland-Morris 功能障碍问卷（Roland-Morris disability questionnaire，RDQ）评分从 15.0 降至 7.4。症状持续时间少于 3 年且阻滞效果持续超过 3 天被认

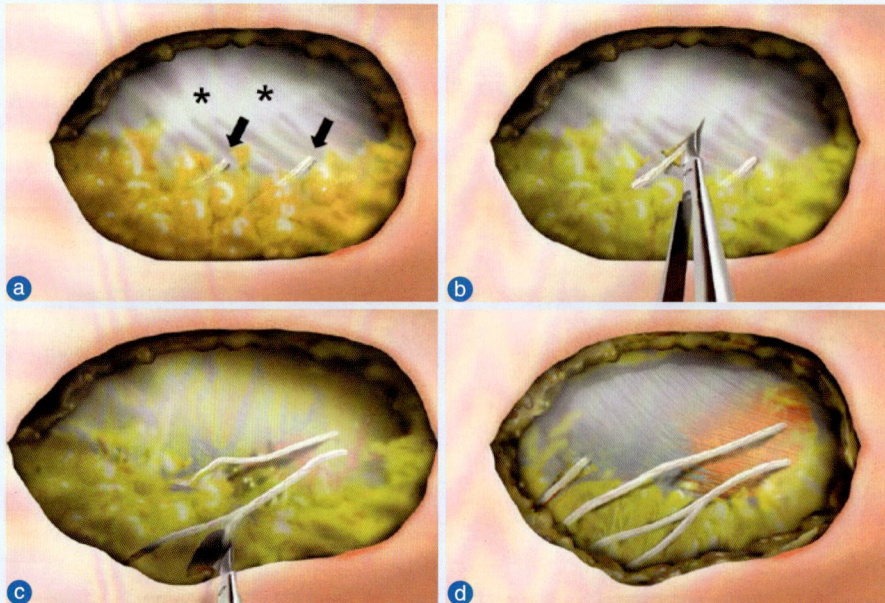

a. SCN 的近端部分（箭头）在神经穿出胸腰筋膜的位置（星号）被卡压；b ~ d. 用微型剪刀打开胸腰筋膜的孔口，手术松解 SCN。

图 2.3　SCN 松解术（1）

（经许可转载[14]）

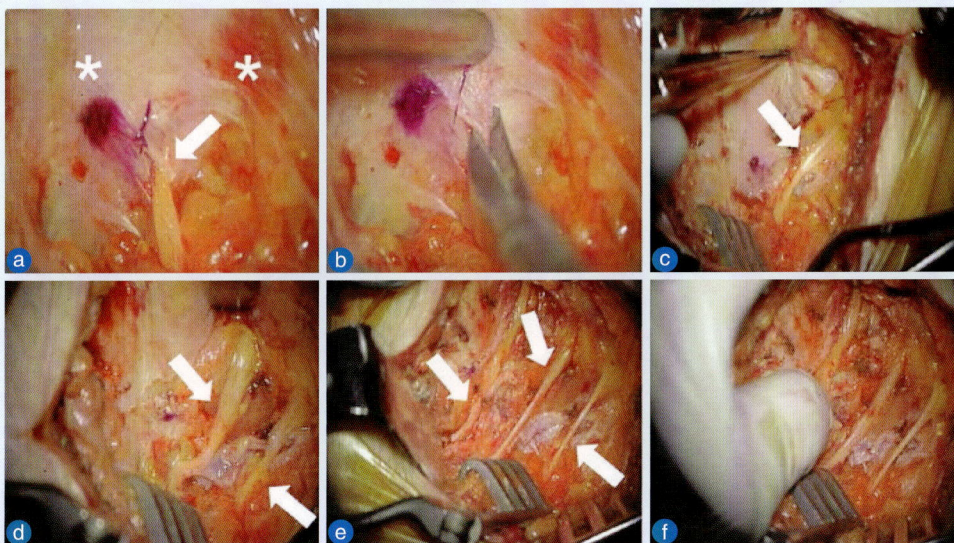

a. SCN（箭头）穿出并被卡压在胸腰筋膜的孔口处（星号）；b. 用显微剪刀沿着 SCN 打开胸腰筋膜的孔口；c. SCN 被松解；d、e. SCN 另外两个分支也被松解；f. 当术中对 SCN 的手动直接压迫不会引起疼痛时，可确认减压充分。

图 2.4　SCN 松解术（2）

（经许可转载[14]）

为是良好手术预后的预测指标。

　　另外，我们记录了 52 例 SCN-E 患者（共纳入 79 例）平均 41.3 个月的长期疗效[7]。在第一次手术中，平均减压了 1.4 个 SCN 分支神经。有 10 例患者（13%）因腰痛复发需要再次手术，其中 8 例（80%）患者需要对最初未进行减压的 SCN 不同分支进行减压。根据我们的经验，我们建议在第一次干预治疗时尽可能多地进行 SCN 减压手术。

2.5　病因学

　　尽管临床病理学研究已证实 SCN-EN[16]，但导致 SCN-E 的详细机制仍不清楚。在 SCN 穿过胸腰筋膜的部位，部分神经穿过由筋膜和髂骨组成的骨纤维管。SCN 的内侧支、中间支和外侧支受累的患者分别

占 39%、28% 和 13%[17]。Kuniya 等[6] 在手术患者中发现，骨纤维管处的 SCN-E 发生率相对较低。SCN-E 不仅可以发生在骨纤维管，还可以发生在髂骨旁的胸腰筋膜神经穿出处。

　　在老年人中，椎体骨折并不罕见，这可能与年龄相关的变化有关[4, 6-7, 18]。当年轻运动员、士兵或帕金森病患者出现椎旁肌紧张时，可能会引发 SCN-E（图 2.5）[4, 7, 10]。某些腰部姿势和运动可能导致 SCN-E 症状及其加重，因此 SCN-E 的病因可能与这些姿势和动作对 SCN 的牵拉有关[7]。

2.6　结论

　　SCN-E 引起的腰痛并不罕见，因此应将其视为腰痛的一种潜在病因。SCN-E 的诊断相对简单，可以在床旁进行。针对

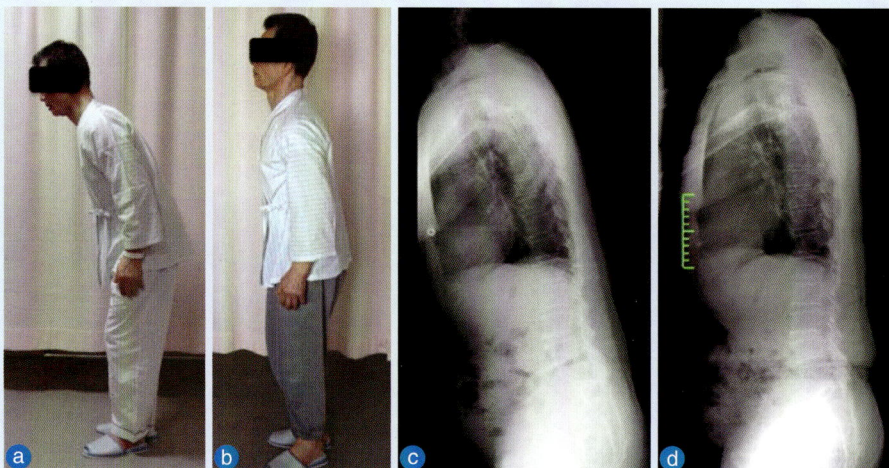

SCN 减压手术后的前屈姿势得到改善（图 a、图 c 为术前；图 b、图 d 为术后 4 个月）。

图 2.5　一例患有帕金森病并 SCN 卡压者的照片和侧位 X 线检查

（经许可转载[5]）

SCN-E 的特定治疗方法包括神经阻滞和神经松解术等。SCN 阻滞可以在床边实施，其效果可能非常显著。当合并其他腰椎旁疾病且 SCN-E 的治疗效果不理想时，也应及时处理这些腰椎旁疾病。

陈双云、李志刚　译，柳垂亮、武百山　校

参考文献

扫码查看

3 臀中皮神经卡压性神经病

Kyongsong Kim

摘要

臀中皮神经（middle cluneal nerve，MCN）是源自S_1~S_4背根神经的纯感觉神经。其在骶髂关节周围受到压迫时可能引起腰痛，因此常被视为不明原因腰痛的一个潜在病因。MCN卡压（MCN entrapment，MCN-E）的症状表现为臀部内侧疼痛，有时伴随腿部症状，且在腰椎活动时症状会加重。由于这些症状与腰椎疾病相似，MCN-E很容易被误诊为腰椎疾病。MCN-E与骶髂关节疼痛的症状大致相同，因此进行鉴别诊断尤为重要。MCN-E的诊断主要基于临床表现。卡压点位于距髂后上棘（posterior superior iliac spine，PSIS）足端约35 mm的位置、髂嵴边缘稍外侧，能够触发疼痛。同时，MCN阻滞能改善症状，这两者对诊断非常有帮助。针对MCN-E的具体治疗方法包括MCN阻滞和MCN松解术，后者具有较小的侵入性，可以在局部麻醉下进行。

关键词

臀中皮神经；卡压性神经病；腰痛；阻滞疗法；神经松解术

3.1 解剖学

臀中皮神经是起源于S_1~S_4背根神经的纯感觉神经，其经过骶髂关节附近并分布到臀部，走行于髂后上棘和髂后下棘（posterior inferior iliac spine，PIIS）之间，并越过髂嵴（图3.1）[1-3]。尽管 Tubbs 等[3]认为臀中皮神经不会在骶髂关节周围受到压迫，因为该神经走行于骶髂后长韧带（long posterior sacroiliac ligament，LPSL）的表面，但 McGrath 等[2]却认为臀中皮神经可能穿过骶髂后长韧带，导致神经受压，从而引发疼痛。在一项尸体研究中[1]发现，约30%的 MCN 在骶髂后长韧带下穿过，这表明 MCN-E 并非罕见的临床现象。因此，MCN-E 可能引起腰痛。尽管其临床病程和病因尚不清楚，但可能是导致不明原因腰痛的一个因素[2-6]。

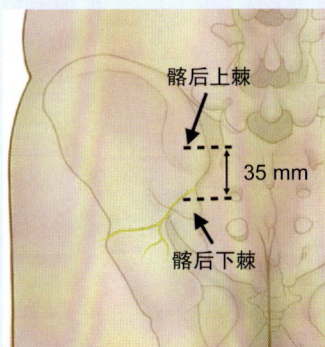

由于臀中皮神经在髂后上棘和髂后下棘之间走行，可能会发生卡压。触发点位于髂后上棘足端约35 mm、髂棘边缘稍外侧处。

图3.1 臀中皮神经触发点

（经许可转载[9]）

3.2 临床症状

MCN-E 的主要症状是臀部内侧疼痛，一些患者还可能出现下肢症状。腰部的运动（如旋转、行走、屈髋、久站和久坐）都可加剧这些症状[4-5, 7-9]。由于 MCN-E 的症状与腰椎疾病相似，可能会导致误诊。在其他文献[7]中，我们报道了11例接受手术治疗的 MCN-E 患者，他们均表现出臀部疼痛，其中 9 人还伴有腿部症状。行走（*n*=9）、站立（*n*=5）、久站（*n*=3）、弯腰（*n*=2）、翻身（*n*=2）和久坐（*n*=2）等活动均会加重患者的症状。我们检索文献时未发现有关腰痛患者中 MCN-E 发病率的报道。

3.3 诊断

MCN-E 的诊断主要基于临床症状，因为放射学和电生理检查无法提供明确的诊断（表 3.1）。MCN-E 通常会引起患侧臀部疼痛，并因腰部运动而加重。压迫部位位于髂后上棘足端约 35 mm、髂嵴边缘稍外侧处。在该压迫位置可能出现蒂内尔征（图 3.1、图 3.2）。为诊断 MCN-E，可以使用 2 mL 1% 利多卡因对上述压迫点（触发点）进行神经阻滞。如果在阻滞后 2 小时内症状改善 50%，即可确诊。在操作过程中必须小心，以避免阻滞药物扩散到骶髂关节。

MCN-E 可能与多种腰椎疾病及其他腰椎旁疾病有关，如臀中肌疼痛、骶髂关节疼痛、梨状肌综合征和臀上皮神经卡压等。当 MCN 穿过骶髂关节并在其附近受到压迫时，需要对 MCN-E 疼痛和骶髂关节疼痛进行鉴别（参见 3.6 "并发腰椎疾病及其与 MCN-E 的鉴别"）。

表 3.1　臀中皮神经卡压的诊断标准

诊断标准
1. 腰部运动会加剧臀部疼痛
2. 触发点位于髂后上棘足端约 35 mm、髂嵴边缘稍外侧处
3. 臀中皮神经阻滞可以有效缓解疼痛

3.4 治疗

除了止痛药物和物理治疗外，MCN 阻滞在 MCN-E 的治疗中也非常有效。目前尚无关于阻滞有效率的确切数据。所需的阻滞次数可能取决于 MCN-E 患者的反应，并且每次 MCN 阻滞的效果都必须确认其可重复性。在一些患者中，阻滞效果差异较大，可能需要进行超过 3 次的阻滞。

当阻滞的麻醉效果仅能提供短暂的疼痛控制时，可能需要对 MCN 实施射频热凝术（radiofrequency thermocoagulation，RFTC）。这种方法通过高频产生的热量使感觉神经变性，从而减轻疼痛症状。RFTC 已被应用于治疗三叉神经痛、小关节痛、椎间盘

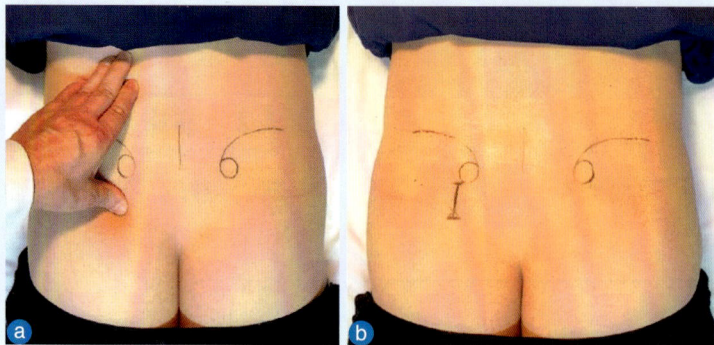

a. 确认触发点；b. 行臀中皮神经松解术的皮肤切口。

图 3.2　臀中皮神经触发点及手术切口位置

源性疼痛和骶髂关节痛等。我们对 11 例 MCN-E 患者进行了 RFTC[10]。这些患者的腰痛持续时间平均为 49.5 个月，局部 MCN 阻滞平均缓解疼痛时间为 7.7 天。在透视下，患者处于俯卧位，我们在髂后上棘和髂后下棘之间的 3 个靶点（中点、头侧、尾侧）进行了 RFTC（90 ℃，持续 90 秒）（图 3.3）。11 例患者在 RFTC 后 24 周内疼痛均明显缓解，且无并发症发生。尽管有 2 例患者在 RFTC 后 10 周出现腰痛复发，但他们在初次治疗后 12 周再次接受了治疗，并主诉疼痛有所减轻。另有 2 例患者分别在 RFTC 后 20 周和 21 周复发，但他们的症状也通过 MCN 阻滞得到了控制。我们认为 RFTC 是一种安全有效的治疗方法，可以用于控制 MCN-E 引起的顽固性腰痛。

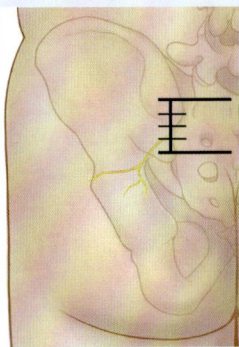

射频热凝术治疗臀中皮神经卡压的 3 个注射点（短水平线），位于髂后上棘和髂后下棘之间。

图 3.3　射频热凝术注射点
（经许可转载[10]）

当保守治疗失败时，MCN 松解术也是一种选择（图 3.4）[7-8]。该手术通常在俯卧位全身麻醉下进行[4, 6]，但也可以在局部麻醉下进行[5, 7-9]。MCN 监测使 MCN 松解术侵入性更小且更易于操作。我们在触发点做了一个 5 cm 的皮肤切口（位于髂后上棘和髂后下棘之间），分离臀大肌，打开筋膜，暴露出 MCN 的远端。由于神经较细，若没有手术显微镜，识别神经会非常困难。我们的患者在手术过程中保持清醒，能够反馈神经刺激器的效果，从而帮助识别 MCN，它在髂后上棘和髂后下棘之间沿着前内侧至后外侧的路径通过骶髂后长韧带。

Konno 等[1] 报道，11% 的 MCN 具有 2 个分支。实际上，在我们 11 例接受手术的患者中，有 2 例显示出有 2 个或 3 个分支[7]。如果术中未能确认分支数量，可能会导致手术效果不理想。切开骶髂后长韧带后，我们从远端向头侧方向对 MCN 进行减压。手术操作减轻了神经张力。如果直接用手指按压神经未能诱发放射痛，则证明减压已足够。术后不需要限制活动或进行外固定，患者可以自由行走。所有患者在手术中和术后均未出现并发症，所有症状也得到了显著改善[5, 7]。治疗的长期效果仍需进一步观察。

3.5　病因学

MCN-E 引起的腰痛与腰部姿势和运动密切相关。从病因学角度来看，MCN-E 可能与 MCN 在不同姿势和运动下的拉伸程度有关。MCN 可能在骶髂后长韧带与髂骨之间的狭窄空间内受压，随后穿过臀大肌到达皮肤。因此，姿势和运动可能增加臀大肌的张力及 MCN 的拉伸，进而导致 MCN-E[5]。

此外，MCN 疼痛也可能与骶髂关节疼痛有关，因为该神经穿行于骶髂关节结构中。骶髂关节反复承受负荷可能影响邻近结构，从而引发骶髂关节疼痛[11]。MCN

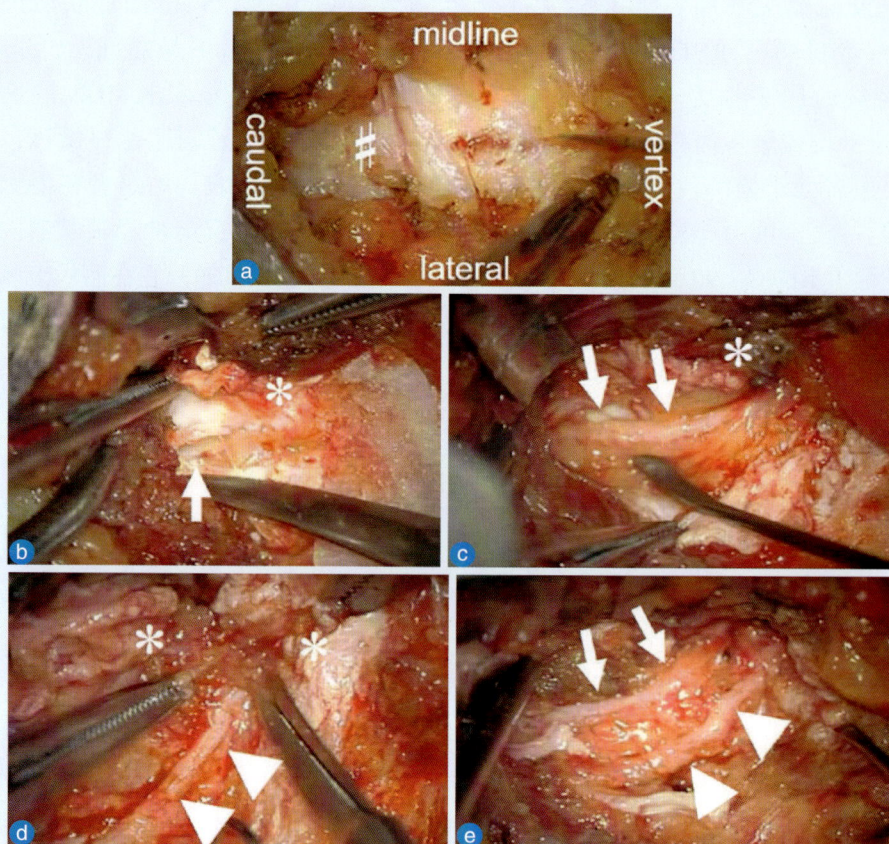

a. 切开外筋膜（#），露出臀大肌；b、c. 暴露 MCN 的远端部（箭头），近端部穿过骶髂后长韧带（星号）；d. 另一支 MCN（箭头）也通过切断骶髂后长韧带（星号）来进行减压；e.MCN 减压及松解（本例有 2 支 MCN）。midline：中线；caudal：尾侧；lateral：侧方；vertex：顶部。

图 3.4　MCN 松解术

在骶髂关节周围的髂后上棘与髂后下棘之间的骶髂后长韧带下方的狭窄间隙内走行，即使骶髂关节轻微，但反复碰撞及轻微的半脱位，都可能与 MCN-E 有关 [5, 7]。

3.6　并发腰椎疾病及其与 MCN-E 的鉴别

我们的一些 MCN-E 患者曾因其他疾病接受过手术，包括腰椎手术（n=5）、SCN-E 手术（n=3）和臀中肌疼痛的手术（n=4）。放射学检查显示，4 例患者有腰椎管狭窄，2 例患者有脊柱侧凸，1 例患者为老年性椎体压缩性骨折，还有 1 例患者患有帕金森病。这些结果提示，MCN-E 的发病可能与腰椎及其他腰椎旁疾病相关。

MCN-E 的症状与骶髂关节疼痛相似，因此需要进行鉴别诊断。骶髂关节疼痛无法通过放射学诊断，其症状及骶髂关节阻滞的效果在诊断中具有重要意义 [11-13]。骶髂关节评分由 6 项组成，总分为 9 分，得分 4 分或更高被视为骶髂关节疼痛阳性 [11]（表 3.2）。虽然该评分可以帮助区分骶髂关节疼痛与腰椎疾病，但目前尚无评分系统用于鉴别 MCN-E 与其他疾病。在 18 例骶髂关节评分为 4 分或更高的患者中，我们认为其中 4 例患者的疼痛与骶髂关节有关[9]。这些患者的骶髂关节阻滞效果不佳〔阻滞前后的数字评定量表（numerical rating scale，NRS）评分均值分别为 8.3 和 7.3〕，但在接受 MCN-E 阻滞治疗后症状显著改善（治疗前后的数字评定量表评分均值分别为 8.3 和 1.0）。此外，这些患者在骶结节韧带处表现出压痛阳性，其中，3 例患者单指测试结果呈阳性，3 例患者端坐于椅子时感到疼痛（表 3.2）。这些观察结果表明，MCN-E 患者可能具有较高的骶髂关节评分，并可能被误诊为骶髂关节疼痛。当怀疑腰痛源于骶髂关节疼痛且阻滞无效时，应考虑 MCN-E 的可能。

3.7 结论

MCN-E 并不是导致臀部疼痛的罕见原因，腰部运动和坐姿可能会加重症状。其最初发病时，常常被误诊为腰椎疾病。对于 MCN-E 卡压点周围出现臀部疼痛的患者，若在触发点诱发疼痛且经 MCN 阻滞能有效缓解疼痛，则表明存在 MCN-E。

表 3.2　骶髂关节疼痛[11]和模拟骶髂关节疼痛的臀中皮神经卡压评分[9]

	分数	Pt 1	Pt 2	Pt 3	Pt 4
1. 单指测试	3	3	0	3	3
2. 腹股沟疼痛	2	0	2	0	0
3. 端坐于椅子时感到疼痛	1	0	1	1	1
4. 骶髂关节剪切试验	1	0	1	0	0
5. PSIS 压痛	1	0	0	0	0
6. STL 压痛	1	1	1	1	1
总分	9	4	5	5	5

Pt：患者；PSIS：髂后上棘；STL：骶结节韧带。
来源：经许可转载[9]。

陈双云、李志刚　译，柳垂亮、武百山　校

参考文献

扫码查看

4 臀中肌疼痛

Rinko Kokubo，Kyongsong Kim

摘要

臀中肌位于臀部，连接髂骨和股骨头，部分位于臀大肌下方，并被一层坚韧的臀肌筋膜覆盖。尽管该肌肉可能引起臀部疼痛，但不会导致麻痹。负重时，臀中肌的活动可能加剧放射至大腿外侧或后侧的疼痛，患者可能会出现间歇性跛行。臀中肌疼痛的诊断基于临床症状，常常被误诊为腰椎疾病。在臀大肌边缘，与大转子和髂嵴等距离处，有一个触发点。通过臀中肌阻滞缓解症状即可确诊。臀中肌疼痛的具体治疗方法包括肌肉阻滞和局部麻醉下的减压术。其病因尚不明确，可能与超负荷导致的臀中肌慢性筋膜间室综合征有关。有些患者的臀中肌疼痛可能与其他疾病并存，因此需要对并发疾病进行联合治疗。

关键词

臀部疼痛；臀中肌；减压手术；阻滞疗法

4.1 解剖学

臀中肌位于臀部，连接髂骨和股骨头，覆盖在臀小肌上，并部分位于臀大肌下方，表面则被坚韧的臀肌筋膜覆盖。当单腿站立或腿外展时，臀中肌有助于维持骨盆的稳定。

4.2 临床症状

臀中肌疼痛的主要症状是患侧臀部疼痛，但没有麻痹感。行走、站立、单腿站立和久坐时，由于肌肉负重，可能会引发并加剧疼痛。在 80% 的病例中，疼痛会放射至大腿外侧或后侧[1-2]，患者可能会出现间歇性跛行的症状。臀中肌疼痛常常被误诊为腰椎疾病。

在另一项研究中[1]，我们报道了 39 例接受手术治疗的臀中肌疼痛患者的临床症状。所有患者的臀中肌在触诊时均有触发点，并伴随臀部疼痛，其中 35 例还经历了股外侧和股后侧疼痛。疼痛会因行走（$n=39$）、久坐（$n=33$）、久站（$n=11$）、半立姿势（$n=4$）和站立（$n=3$）而加重。这些症状与腰椎疾病相似，因此进行鉴别诊断非常重要。在部分患者中，臀中肌疼痛的治疗可以缓解腰椎手术失败综合征的症状[1-6]。

4.3 诊断

臀中肌疼痛的客观诊断方法，如放射学检查等，目前尚未建立，因此其诊断主要基于临床症状[2, 4, 7]（表 4.1）。臀部疼痛通常涉及臀中肌周围区域。触发点位于臀大肌边缘，与大转子和髂嵴之间的距离相等（图 4.1）。在触发点注射 5 mL 1% 利多卡因以阻滞臀中肌，若症状缓解，则可确诊为臀中肌疼痛。

表 4.1　臀中肌疼痛的诊断标准

诊断标准
1. 臀中肌负重加剧臀部疼痛
2. 触发点位于臀大肌的边缘
3. 臀中肌阻滞可减轻疼痛

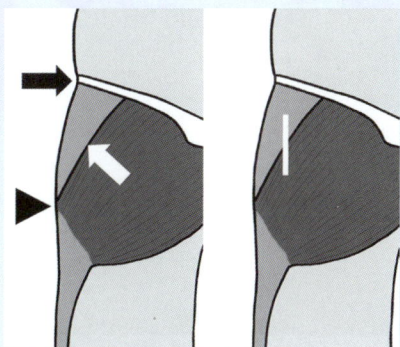

臀中肌被紧密的臀肌腱膜覆盖，其中部分肌肉位于臀大肌下方。触发点的位置（白色箭头）位于臀大肌的边缘，与大转子（箭头）和髂嵴（箭头）的距离相等。垂直线表示减压术皮肤切口位置。

图 4.1　臀中肌疼痛触发点

（经许可转载[1]）

4.4　治疗

　　对于某些患者，药物治疗和物理治疗是有效的治疗手段。臀中肌阻滞不仅是臀中肌疼痛的特异性治疗方法，还具有诊断价值[1-2, 5, 12]。不过，有些患者可能会偶尔出现短暂的腿部麻木。肉毒毒素的保守治疗对梨状肌综合征也有效[3, 8]，但尚未在日本获得批准使用。

　　当药物和物理治疗无法缓解疼痛，且阻滞仅能短暂有效，反复局部注射也无累积效果时，应考虑进行臀中肌手术减压[2, 4, 7]。在患者取俯卧位并实施局部麻醉后，医师可在臀部触发点处切开 5 cm 的线形切口，将臀大肌向中下方牵开，以充分暴露臀中肌腱膜。接着，切开臀中肌上方的臀肌腱膜，以进行臀中肌减压（图 4.2 ~ 图 4.5）。手术后，患者可以自由活动，并在术后第二天拔除皮下引流管，随后出院。我们对 39 例（54 个部位）顽固性臀部疼痛患者进行了治疗，并随访了

至少 24 个月，未出现手术并发症，并获得了良好的手术效果[1]。

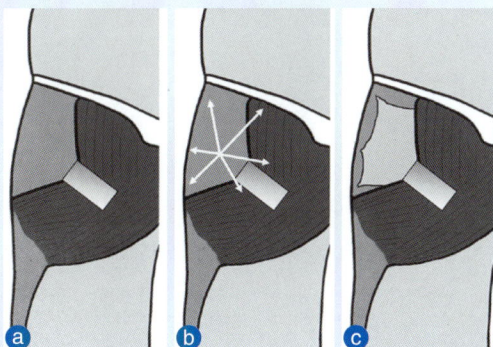

a. 为了充分暴露臀中肌上方的腱膜，将臀大肌向中下方牵拉；b. 为了实现充分减压，切开臀肌腱膜，箭头指示切口及切口方向；c. 进行臀中肌减压术后。

图 4.2　臀中肌减压术——手术过程

（经许可转载[1]）

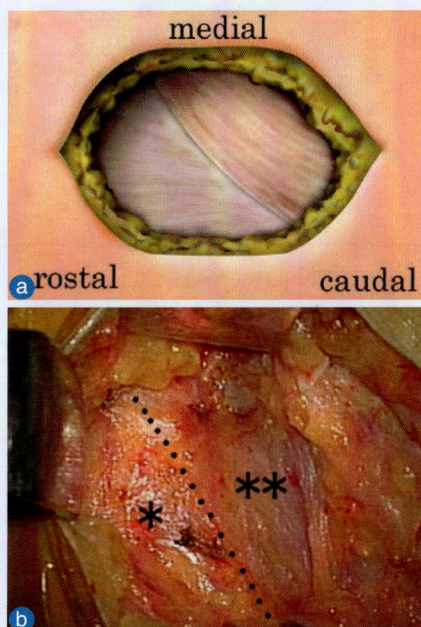

臀中肌筋膜（星号）部分被臀大肌（双星号）覆盖。medial：中线；rostal：头侧；caudal：尾侧。

图 4.3　手术示意及术中图像（1）

（经许可转载[2]）

第一部分

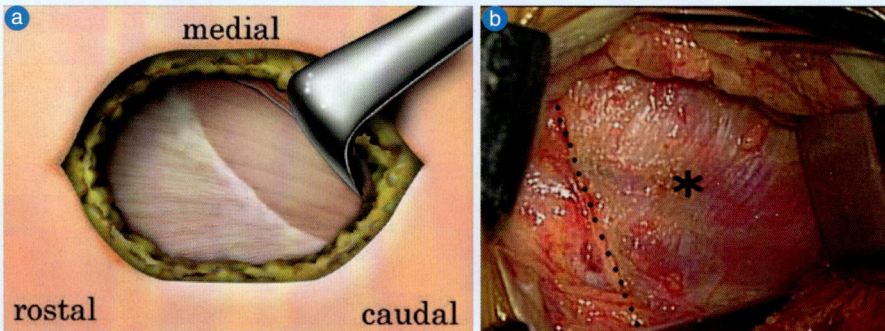

当臀大肌向内下侧牵开时，臀中肌（星号）充分显露。medial：中线；rostal：头侧；caudal：尾侧。

图 4.4　手术示意及术中图像（2）

（经许可转载[2]）

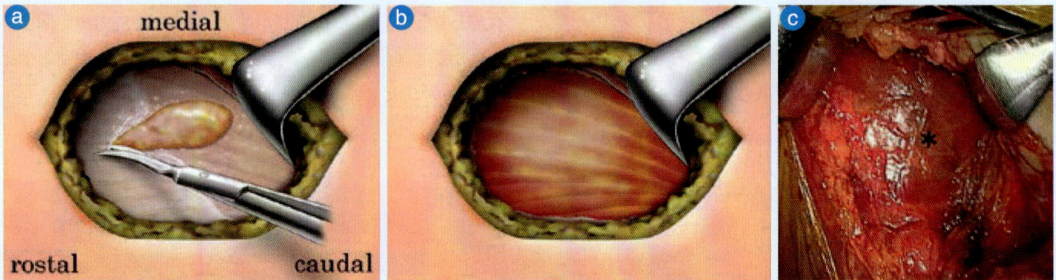

切开臀中肌筋膜，使臀中肌（星号）充分减压。medial：中线；rostal：头侧；caudal：尾侧。

图 4.5　手术示意及术中图像（3）

（经许可转载[2]）

4.5　病因学

臀中肌疼痛的病因和发病机制尚未完全明了。通过切开坚硬的臀肌腱膜进行臀中肌减压，可以缓解疼痛，这可能有助于理解臀中肌疼痛的病因。

研究表明，腰痛与臀中肌的激活之间存在联系，这一肌肉可能与腰痛的发生相关[9-11]。慢性腰痛患者的臀中肌力量较弱，增加臀中肌的活动度可以作为一种代偿[9, 12]。臀中肌在行走过程中高度活跃，所产生的力量相对于其大小异常巨大[10-11, 13]。由于臀中肌位于髂骨与臀肌腱膜之间紧密且坚硬的空间中，因此容易承受负重，过度的负重可能导致臀中肌疼痛[10-11]。在减压手术中，可以观察到膨胀的臀中肌。这些研究结果表明，臀中肌疼痛可能由慢性筋膜间室综合征引起，肌内压力测量可以验证这一假设。

4.6　臀中肌疼痛与其他腰椎疾病并发

部分臀中肌疼痛患者同时存在其他腰椎疾病。仅治疗臀中肌疼痛可能无法缓解其症状，因此必须同时解决这两种疾病的问题。在我们医院接受手术的 39 例因疼痛而就诊的患者中，19 例（49%）有腰椎手术史，13 例（33%）在臀中肌减压术后还需进行臀上皮神经卡压手术（ *n*=6 ）或臀中皮神经卡压手术（ *n*=7 ）[1]。

多种腰部疾病会增加椎旁肌的紧张度，导致胸腰筋膜的紧张[14-15]。臀肌腱膜连接胸腰筋膜和髂胫束，增加的肌张力会通过这两者的连接传递到臀部和下肢[16]，可能导致臀中肌疼痛。胸腰筋膜的紧张还可能引发臀上皮神经和臀中皮神经的卡压，进而产生腰痛[17-21]。因此，患者所描述的疼痛可能是臀中肌疼痛与其他腰部疾病共同导致的。

4.7 结论

臀中肌疼痛是臀部疼痛的常见原因，其症状与可能并发的腰椎及腰椎旁疾病症状相似。由于臀中肌疼痛导致的臀部疼痛在临床上并不少见，因此值得临床医师密切关注。

程仕宇 译，柳垂亮、武百山 校

参考文献

扫码查看

5 主编短文1：相识

Toyohiko Isu

1973 年，我和 Hiroyasu Kamiyama 教授、Mikio Nomura 教授、Takashi Kishihara 教授及 Kohei Echizenya 教授，一起加入了北海道大学医学院神经外科。

Tsuru 教授曾是北海道大学医学院第一任神经外科主任，也是第一位在美国获得神经外科执照的日本人。他对学生非常关心，但要求也很严格。

曾有一次，在每周惯例的教授查房中，我目睹了他对一位住院医师的严厉斥责。那位医师对患者情况的介绍被认为缺乏实质意义，教授因而要求他立刻对患者重新进行检查。当时，我对教授的激烈反应感到困惑，但当我亲自投入到周围神经手术领域，我终于领悟到，他实际上是在强调观察和亲自检查患者的重要性，尤其是在触诊过程中的关键性。随着时间的推移，我逐步转化为了 Tsuru 教授的一名真正追随者。我将所学的知识与理念应用于实践，并致力于将这些宝贵的经验传授给脊柱外科、神经外科、骨科、神经科及疼痛诊疗领域的医师们，特别是那些年轻的同行，让他们认识到与患者进行深入交流的价值。

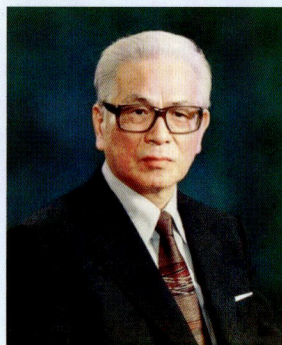

图 5.1　Mitsuo Tsuru 教授

（1920 年 10 月 13 日出生于北海道，1993 年 10 月 26 日逝世）[1]

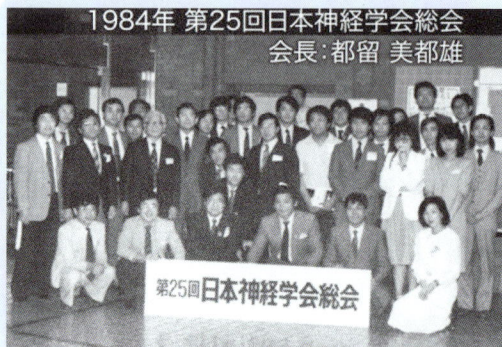

1984 年 5 月 30 日至 6 月 1 日在札幌市召开的第 25 届日本神经学会总会（会长：北海道大学神经外科 Mitsuo Tsuru 教授）。

图 5.2　第 25 届日本神经学会总会合影

（https://neurosurgery-hokudai.jp/）

程仕宇　译，柳垂亮、李建勋　校

参考文献

扫码查看

6 骶髂关节疼痛

Daisuke Kurosawa，Eiichi Murakami

摘要

骶髂关节（sacroiliac joint，SIJ）在脊柱底部起到缓冲作用。然而，关节的反复运动或意外的轻微半脱位可能导致一种功能失调，称为骶髂关节功能障碍。当患有骶髂关节功能障碍时，患者常常感到腰部、臀部及下肢周围疼痛。由于缺乏明确的影像表现，骶髂关节疼痛经常被误诊。骶髂关节功能障碍的体征具有特异性，通过骶髂关节注射可以进行明确诊断。重症患者普遍主诉久坐耐受性显著下降及步态异常，针对骶髂关节功能障碍的精准诊断与个体化治疗方案的制定已成为临床康复的关键环节。

关键词

骶髂关节；疼痛；诊断；治疗

6.1 骶髂关节的解剖学和生物力学

骶髂关节是由骶骨和髂骨的关节面组成的滑膜关节。除了关节区域，后韧带区域的大部分也是该关节的独特组成部分。因此，Bernard 等[1]将骶髂关节定义为关节腔与后韧带区域的结合体（图 6.1）。关节平面几乎平坦，但骶骨侧略微凹陷，髂骨侧则略微凸出，因此关节平面的运动轨迹受到明显限制。关节周围有骶髂前韧带、骶髂后韧带、骶髂后长韧带、骶结节韧带、骶棘韧带和髂腰韧带，这些韧带也限制了骶髂关节的运动，使其仅能进行一些轻微的关节活动。

骶髂关节的神经支配情况是后部由 L_5 和 $S_1 \sim S_3$ 的神经后支负责，而前部则由 L_4、L_5 和 S_1 的直接分支支配，但存在多种变异[1-2]。神经末梢的伤害感受器主要分布在后韧带区，而在前关节区相对较少[3-4]。

骶髂关节的运动包括骶骨相对于髂骨的向前屈运动（点头运动）和后屈运动（回头运动），并与髂骨的内旋和外旋运动相

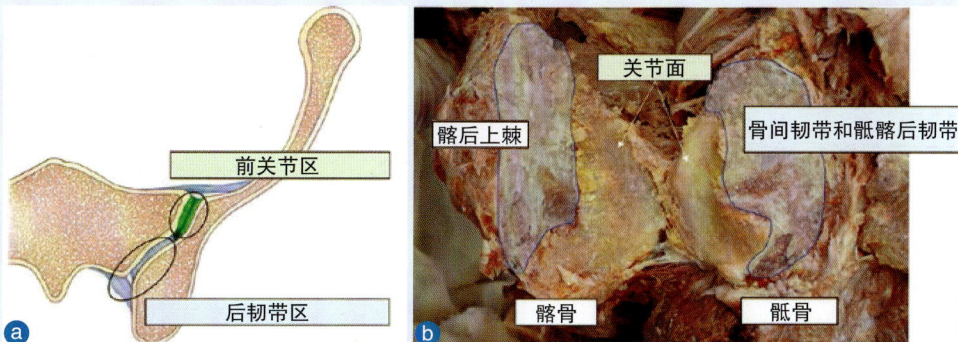

a. 骶髂关节由前关节区和后韧带区组成；b. 在骶骨侧，关节面轻微凹陷，而在髂骨侧则凸出，另外，骨间韧带、骶髂后韧带及前关节区域的广泛区域也是该关节的重要组成部分。

图 6.1 骶髂关节

结合。骶骨结节韧带在骶骨的点头运动期间被拉紧，而骶髂后长韧带在回头运动期间被拉紧，以限制过度活动[5]。

尽管先前的许多研究尝试测量骶髂关节在体内的微小运动[6-7]，但这些方法并未得到认可。Hammer 等[8] 开发了一种新方法来测量尸体骶髂关节的运动，结果显示旋转 0.16°，平行移动 0.32 mm。他们创建的骨盆有限元模型[9] 真实再现了骶髂关节的关节面和周围韧带，并通过输入健康人的实际 3D 步态数据进行分析[10]。研究发现，在站立阶段观察到骶骨的点头运动，而在行走时的摆动阶段则观察到回头运动。在行走负重时，骶髂关节软骨的最大变形量在站立期为 0.6 mm，在摆动相为 0.3 mm。

6.2 骶髂关节的功能和疾病

骶髂关节充当脊柱底部的减震器，类似于飞机、汽车和隔震结构中使用的阻尼器[11-13]，在双腿直立行走方面发挥着重要作用。在双足行走的有限元分析中，由于骨盆的解剖结构，骶髂关节区域会出现应力集中。但由于关节的轻微运动，行走时的冲击力并不是从髂骨到骶骨连贯传递，而是分散到周围的韧带上[10]。虽然骶髂关节是一个固定关节，有助于支撑重量，但不利于减震。其运动范围小于 1 mm，能够支撑特定的载荷并减轻冲击。然而，关节的反复运动或意外的轻微半脱位可能导致功能失调，称为骶髂关节功能障碍，从而引发腰臀疼痛。

6.3 骶髂关节功能障碍的频率和严重程度

骶髂关节始终充当减震器，因此，骶

髂关节功能障碍在不同年龄和性别的人群中都是常见的。据报道，这一问题占腰臀疼痛病因的 20% ~ 30%，并与腰椎疾病发病率高达 39% 相关[14]。国际上对骶髂关节功能障碍的认识日益增强，因为它可能导致生活质量的下降，情况类似于需要手术治疗的严重腰椎管狭窄症（lumbar spinal canal stenosis，LSS）和髋关节骨关节炎（osteoarthritis，OA）[15]。因此，准确的诊断和治疗干预至关重要，以避免骶髂关节疾病恶化或慢性化，从而提高患者的生活质量。

6.4 骶髂关节源性疼痛的诊断

由于缺乏特异性的放射学表现，骶髂关节疼痛的诊断常常被延误，许多患者因此在没有适当治疗的情况下出现慢性疼痛。然而，临床特征（包括体检结果）具有独特性，通过医疗询问和体格检查通常会怀疑疼痛来源于骶髂关节。特别是当患者主诉有严重的腰臀疼痛时，即使 MRI 未发现脊柱异常，骶髂关节功能障碍仍可能是出现症状的原因。

当患者用示指（单指测试[16]）指向髂后上棘作为主要疼痛区域时（图 6.2），我们应优先考虑骶髂关节疼痛[17]。由于疼痛加剧，骶髂关节功能障碍患者通常只能短时间忍受坐在没有靠背的椅子上。腰椎间盘突出症也会导致短时间的坐位耐受性下降，但对于骶髂关节功能障碍患者，坐位时的疼痛区域通常位于髂后上棘和（或）坐骨结节，这与腰椎间盘突出症相关的疼痛区域（臀部中央及下肢）有所不同[18]。除腰臀疼痛外，患者偶尔还会感到腹股沟疼痛和下肢疼痛 / 麻木，而这些下肢症状通常与皮节不对应[19]。腰椎疾病（如腰椎间盘突出症和腰椎管狭窄症）与骶髂关节功能障碍的最大区别在于以下 6 项：①单指测试所指示的区域为髂后上棘；②腹股沟疼痛；③坐在没有靠背的椅子上时出现疼痛；④骶髂关节剪切试验阳性；⑤髂后上棘压痛；⑥骶结节韧带压痛（图 6.3）。这 6 项指标构成了骶髂关节评分系统[20]，对脊柱专家在腰椎手术前后识别骶髂关节功能障碍特别有帮助。

每位患者的风险评分总和范围为 0 ～ 9 分，阳性分界点以 4 分为界，其敏感度为 90.3%，特异度为 86.4%。我们所采用的骶髂关节手法检查，包括 5 种普遍公认的激发试验，即 Fabere 试验、Thigh thrust 试验、Gaenslen 试验、按压试验和牵拉试验。如果在骶髂关节注射后疼痛缓解超过 70%，则可以确诊为骶髂关节疼痛。

6.5　骶髂关节注射技术

骶髂关节注射分为两种类型：关节周围注射和关节内注射。骶髂关节周围注射主要针对骶髂关节后韧带区域（图 6.4a），技术上较关节内注射（图 6.4b）更为简单。在我们之前的研究中，骶髂关节周围注射对 81% 疑似骶髂关节功能障碍的患者有效，另外 19% 的患者则需要额外的关节内注射以确诊[17]。在我们的临床实践中，我们更倾向于使用关节周围注射而非关节内注射。

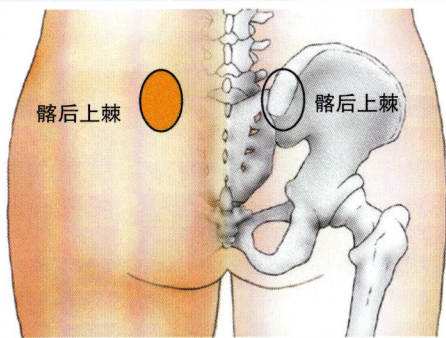

髂后上棘　髂后上棘

当患者指出髂后上棘是其主要疼痛部位时，应该优先考虑骶髂关节疼痛。

图 6.2　髂后上棘的位置

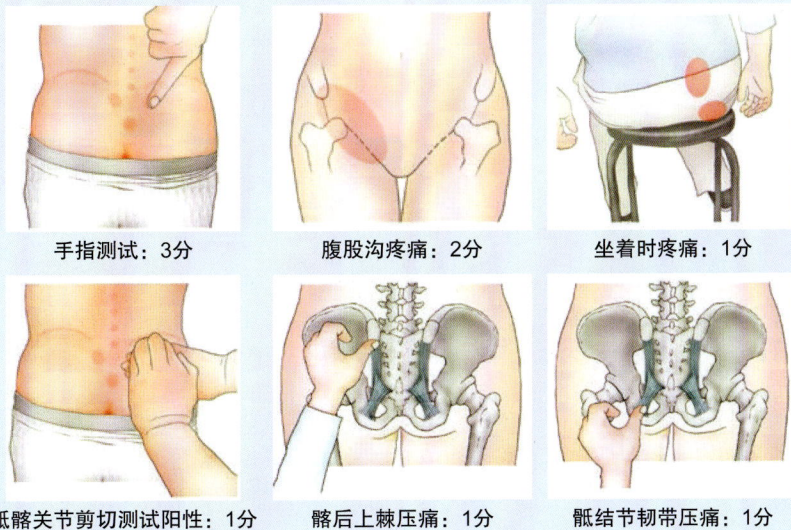

手指测试：3 分　　腹股沟疼痛：2 分　　坐着时疼痛：1 分

骶髂关节剪切测试阳性：1 分　　髂后上棘压痛：1 分　　骶结节韧带压痛：1 分

腰椎疾病（如腰椎间盘突出症和腰椎管狭窄症）与骶髂关节疾病之间的主要区别有 6 项，其中包括髂后上棘和骶结节韧带。

图 6.3　骶髂关节评分系统

此外，当后韧带区域被分为 4 等份时，我们可以根据患者的症状选择合适的注射部位。骶髂关节的上部与上臀及腹股沟疼痛相关，而下部则与下臀及下肢疼痛相关[21]。骶髂关节的关节周围注射可以在透视引导下安全地进行，但为了避免辐射暴露，常常使用超声引导。

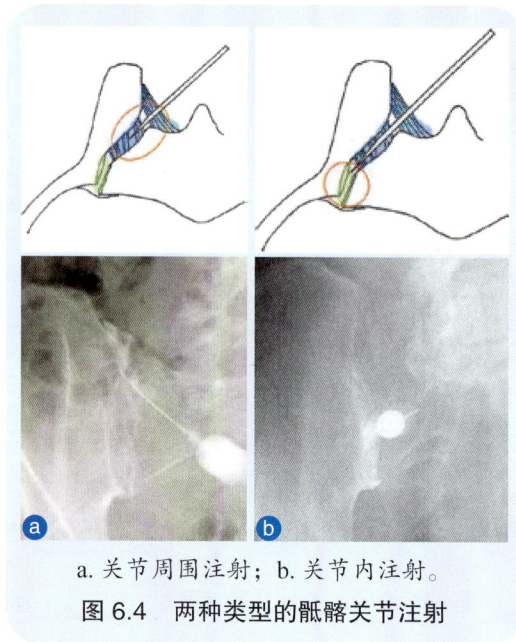

a. 关节周围注射；b. 关节内注射。
图 6.4　两种类型的骶髂关节注射

国际疼痛研究协会（International Association for the Study of Pain，IASP）对骶髂关节疼痛的诊断标准包括通过关节内骶髂关节注射实现完全疼痛缓解，这被视为确诊的金标准[22]。这种关节内注射通常从关节尾部 1/3 处进行[23-24]。然而，由于其技术成功率较低，加上诊断率不高，很难准确诊断源自骶髂关节的疼痛[25]。在进行骶髂关节的关节内注射时，中间入路[26]的成功率较高，应优先选择。重要的是要认识到，在许多情况下，通过骶髂关节的关节周围注射也可以确诊骶髂关节疼痛。

6.6　影像学检查结果

简单的 X 线检查、CT 和 MRI 无法直接捕捉到小关节的轻微半脱位。然而，Koga 等发现单光子发射 CT（single-photon emission CT，SPECT）/CT 能够识别许多慢性重度骶髂关节疼痛的异常改变[27]。随着高分辨率超声在骨科实践中的广泛应用，对于慢性骶髂关节功能障碍病例，可以在骨间韧带和骶髂后韧带中发现异常回声。

6.7　治疗方法

在许多情况下，反复注射骶髂关节可以逐渐缓解疼痛并促进康复。特有的骶髂关节手法治疗，如关节运动学方法——Hakata 方法[28]，对于纠正骶髂关节半脱位和恢复运动非常有效。骨盆带可以有效减轻日常生活活动中对骶髂关节的压力，而一般的物理疗法则通过扩大腰椎和臀部的活动范围来减轻骶髂关节的负荷。

骶髂关节功能障碍患者常常反映坐在椅子上感到困难，这极大地影响了他们的工作或学习。对于经过 6 个月以上大量保守治疗但坐位耐受时间较短（尤其是少于 15 分钟）的患者，通常会考虑进行手术治疗（图 6.5）。之前的研究表明，骶髂关节固定术[29]后，患者的坐位和行走时间显著增加，显示出骶髂关节功能障碍对日常生活活动的影响。

目前，全球范围内开展了多种类型的骶髂关节固定术，包括微创技术[30-31]。然而，由于骶髂关节的功能对人体非常重要，应尽量通过保守治疗来改善其状态，以保留其功能。

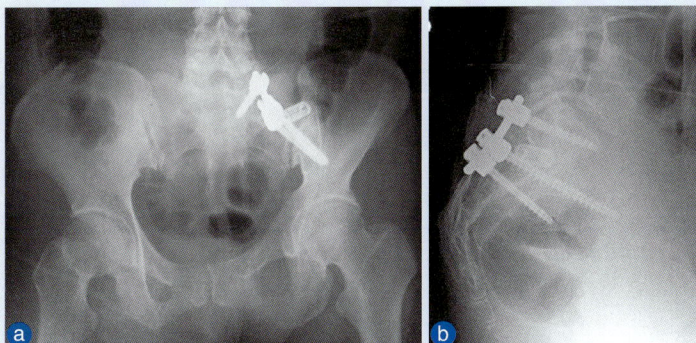

对于疼痛严重的骶髂关节功能障碍患者，关节融合术是最后的手段。该图展示了使用 S_1 椎弓根螺钉、两个 S_2 翼髂骨螺钉和圆柱笼进行的后路骶髂关节固定术。

图 6.5　骶髂关节固定术

张思博　译，柳垂亮、刘娟　校

第一部分

参考文献

扫码查看

7　梨状肌综合征

Daijiro Morimoto

摘要

梨状肌综合征表现为臀部疼痛，也可能因梨状肌压迫坐骨神经而引发坐骨神经痛。有5%～6%的坐骨神经痛患者存在梨状肌综合征。该综合征最常见的症状是同侧臀部疼痛，可能伴随或不伴随坐骨神经痛，且久坐时疼痛加剧。诊断主要依据梨状肌压痛的临床症状和梨状肌封闭治疗的有效性。保守治疗包括口服药物、物理疗法和梨状肌阻滞，其中梨状肌拉伸被认为是一种简单有效的控制疼痛的方法。大多数患者在保守治疗下能有效缓解疼痛；当保守治疗无效时，则可能需要手术治疗。由于梨状肌综合征与腰椎疾病的症状相似，并且可能同时存在腰椎疾病，因此在诊断伴有臀部疼痛的坐骨神经痛患者时，必须谨慎。

关键词

坐骨神经；梨状肌；卡压性神经病；神经阻滞；手术治疗

7.1　解剖学

梨状肌由 S_1～S_2 脊髓根的分支支配，起源于 S_2～S_4 骶椎的前表面及骶髂关节囊。它横穿坐骨大孔，终止于股骨大转子的顶端。当大腿伸展时，梨状肌充当髋关节的外旋肌；当大腿固定时，梨状肌则作为髋关节的外展肌。坐骨神经在梨状肌旁穿过坐骨大孔（图7.1）。

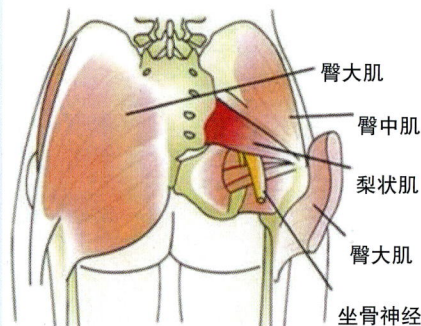

梨状肌连接 S_2～S_4 骶椎的前表面与股骨大转子。坐骨神经在梨状肌旁穿过坐骨大孔。

图 7.1　梨状肌解剖结构示意

（经许可转载[12]）

7.2　病因学

在坐骨神经痛患者中，有5%～6%表现为梨状肌综合征，且该综合征多见于中年男性。研究显示，18%的梨状肌综合征患者也会诉说腰痛[1]。

梨状肌综合征可能由解剖学变异、创伤或肿瘤引起；在某些患者中，病因可能是特发性。梨状肌受到各种因素的压迫并过度收缩，导致臀部疼痛，同时也可能影响邻近的坐骨神经，进而引发 S_1 神经根病样的麻木和坐骨神经痛。

7.3　临床症状

梨状肌综合征患者可能出现多种临床症状，常见的包括同侧臀部疼痛和坐骨神经痛样的 S_1 神经根病，表现为下肢后侧的疼痛或感觉异常。患者可能还会出现臀大肌运动乏力或营养不良、下肢长短不一、坐骨切迹压痛、臀大肌孤立性萎缩，以及直肠壁压痛，可能伴有或不伴有"香肠状"肿块[2]。研究显示，39%～95%的梨状肌综合征患者在长时间坐或蹲时症状会加重。

当患者坐在硬椅上时，臀部受到压迫，容易出现症状[1]。

7.4 诊断

梨状肌综合征的诊断依据包括临床症状、触诊、激发试验和梨状肌阻滞效果（表7.1）。触诊时可发现臀部有压痛，且梨状肌呈"香肠状"；一些患者还会主诉坐骨神经放射痛，类似于S_1神经根病的症状（图7.2）。梨状肌阻滞可能减轻疼痛，但由于某些麻醉剂可能作用于坐骨神经，导致暂时性下肢麻痹，因此在诊断时需要谨慎使用。超声引导下的梨状肌阻滞可能会更有帮助[1]。

表 7.1 梨状肌综合征的诊断标准

诊断标准
1.临床症状：臀部疼痛伴或不伴坐骨神经痛，如S_1神经根病症状
2.触发点呈阳性，梨状肌有压痛
3.梨状肌阻滞的有效性

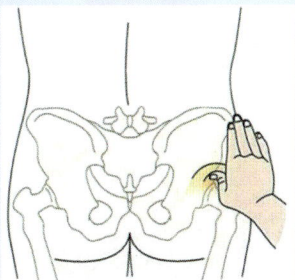

臀部可触及质硬、触痛、香肠状的梨状肌。部分患者有坐骨神经放射痛，如S_1神经根病症状。

图 7.2 梨状肌综合征触诊

（经许可转载[12]）

各种激发试验在诊断中也很有价值，试验结果显示59% ~ 92%的患者呈阳性。Pace征的阳性率为46.5%（范围30% ~ 74%），而Freiberg征的阳性率为56.2%（范围32% ~ 63%）[1]。Martin等[3]比较了直腿抬高（straight leg rising，SLR）试验、主动梨状肌试验（图7.3）和坐位梨状肌拉伸试验（图7.4），结果显示单独的直腿抬高试验无效，但结合其他两种试验后，诊断灵敏度可达到0.91，特异度为0.80。

诊断梨状肌综合征时，并没有特定的影像学检查结果。Vassalou等[4]发现，在

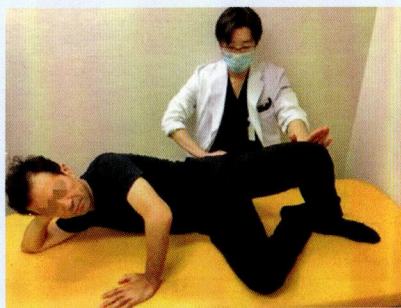

患者侧卧，抬起患侧的膝盖，脚后跟放在检查台上，然后外展和外旋髋关节以抵抗检查者施加的阻力。检查者触摸梨状肌以感受其收缩情况。

图 7.3 主动梨状肌试验

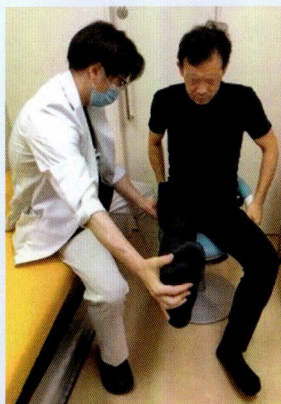

患者坐位，髋部屈曲，膝关节伸直。检查者触摸坐骨切迹，同时对下肢进行外展和内旋。

图 7.4 坐位梨状肌拉伸试验

116 例疑似梨状肌综合征患者中，有 74 例（63.8%）显示 MRI 和（或）CT 异常表现，其中 53 例（45.7%）有梨状肌肿胀，47 例（40.5%）存在信号异常，30 例（25.9%）出现坐骨神经炎。他们建议使用 MRI 来诊断梨状肌综合征，因为在 80 例患者（68.9%）中发现了占位性病变，如良性或恶性肿瘤、感染性病变、静脉曲张和 Tarlov 囊肿。

Fishman 等 [5] 认为电生理检查具有诊断价值。在 FAIR 测试时，他们观察到胫后神经和腓神经的 H 反射延长。FAIR 测试是指患者侧卧，待测髋部在上，下肢被动屈曲、内收和内旋。胫后神经的 H 反射与梨状肌综合征特别相关，其改善可缓解该综合征的症状。

7.5 治疗

保守治疗包括抗炎药物、物理疗法，以及避免久坐。梨状肌拉伸（图 7.5）可以放松紧张的梨状肌，减少坐骨神经受压 [4, 6]。当保守治疗无效时，可能需要进行梨状肌阻滞（图 7.6）[5, 7-8]。使用含有或不含皮质类固醇的局部药物进行阻滞，对于疼痛控制和诊断非常有效。

有报道称，将肉毒毒素注射到梨状肌中也是一种有效的治疗方法 [5, 9]。一项随机双盲研究涉及 56 例梨状肌综合征患者，结

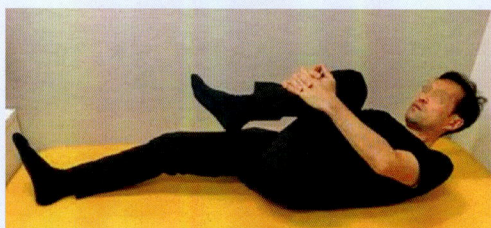

患者仰卧，握住患侧膝盖，屈曲并内收髋关节，将膝盖放置于对侧的胸前。

图 7.5　梨状肌拉伸试验

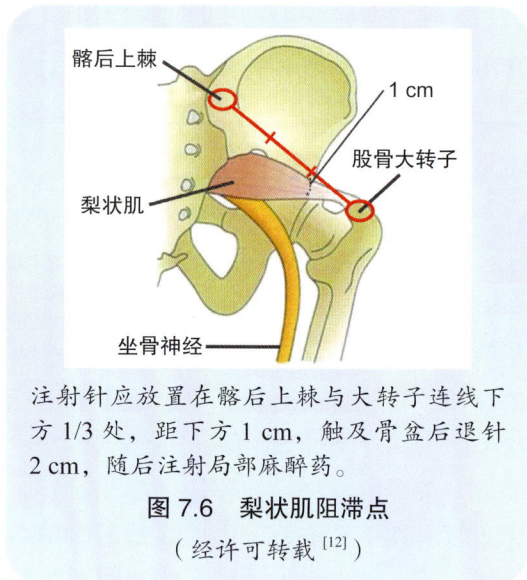

注射针应放置在髂后上棘与大转子连线下方 1/3 处，距下方 1 cm，触及骨盆后退针 2 cm，随后注射局部麻醉药。

图 7.6　梨状肌阻滞点

（经许可转载 [12]）

果显示肌内注射肉毒毒素的效果可持续 12 周。使用神经毒素治疗的患者比使用安慰剂的患者疼痛缓解更明显 [5]。少数对保守治疗无效的患者，可能需要手术治疗 [1, 10-11]。

7.6 结论

梨状肌综合征的症状与腰骶部疾病相似，因此梨状肌的压痛和梨状肌阻滞的有效性具有重要的诊断价值。大多数患者通过保守治疗获得改善，而对保守治疗无效的患者则需要考虑手术治疗。由于梨状肌综合征可能与腰椎旁疾病有关，如骶髂关节疼痛或臀皮神经卡压，因此必须进行鉴别诊断。

李婧　译，柳垂亮、刘娟　校

参考文献

扫码查看

8 主编短文 2：相识 Yoshinobu Iwasaki

Toyohiko Isu

2017 年 3 月 23 日，我接到北海道大学医院神经神经外科办公室的电话，得知 Iwasaki 教授去世的消息。他比我高两届，曾是我的同事。Iwasaki 聪明且做事高效，是真正的神经外科领域专家。1983 年，他邀请我一起参与脊柱及脊髓手术，鼓励我说："让我们共同努力，使北海道大学神经外科脊髓团队成为世界上最好的团队。"至今，他的话仍激励着我。

我们不断讨论、评估和制定治疗策略。后来，在 Hiroshi Abe 教授的指导下，其他神经外科医师（如 Minoru Akino、Izumi Koyanagi 和 Kazutoshi Hida）也相继加入我们的脊髓团队。在我与团队共同工作的 6 年中，Iwasaki 始终是我们和蔼可亲、学识渊博的导师。2000 年，他担任北海道大学神经外科主任，并在日本神经脊髓学会建立了脊柱外科医师委员会认证制度。得益于他的卓越领导与谆谆教诲，我仍能以神经外科医师的身份继续践行医疗使命。

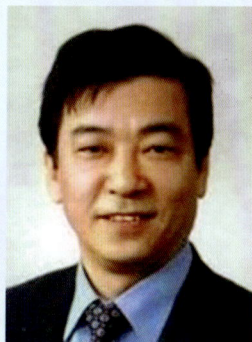

图 8.1　Yoshinobu Iwasaki 教授

（1946 年 2 月 10 日生于札幌，2017 年 3 月 23 日逝世）

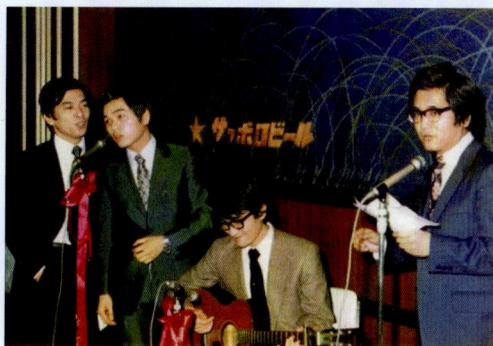

1973 年 12 月，北海道大学医院神经外科的年终聚会。左边为 Yoshinobu Iwasaki 教授。

图 8.2　北海道大学医院神经外科聚会合影

李婧　译，柳垂亮、李建勋　校

第二部分

下肢卡压性神经病

9 股外侧皮神经卡压性神经病

Daijiro Morimoto

摘要

股外侧皮神经（lateral femoral cutaneous nerve，LFCN）卡压性神经病是由股外侧皮神经被腹股沟韧带压迫而引起的单神经病变。股外侧皮神经卡压的年发病率估计为每10万人32.6例。股外侧皮神经是一个纯感觉分支，卡压症状表现为大腿前外侧的感觉障碍，如麻木、刺痛、麻痛或烧灼感等。站立和行走可能会加剧症状，而蹲下则可以缓解症状，这种情况类似于由腰骶部疾病引起的间歇性跛行。该病的诊断主要依据临床症状、髂前上棘（anterior superior iliac spine，ASIS）内腹股沟韧带上方的蒂内尔征阳性，以及股外侧皮神经阻滞的效果。保守治疗措施包括解除外部压迫因素、口服药物、物理疗法和股外侧皮神经阻滞等，通常可以改善症状。如果保守治疗无效，则可以考虑手术治疗。有报告指出，多种手术方法效果良好。

关键词

股外侧皮神经；卡压性神经病；神经阻滞；手术治疗

9.1 解剖学

股外侧皮神经由 L_1、L_2 和 L_3 神经根的纯感觉分支组成，沿着骨盆内髂骨表面延伸。在髂前上棘周围，股外侧皮神经被夹在腹股沟韧带和缝匠肌之间，主要分布在大腿前外侧（图9.1）。在正常情况下，股外侧皮神经在髂前上棘内的平均通过长度为 8.8 mm，其中小于 2 cm 的占 90%，小于 1 cm 的占 76%[1]。研究中已观察到多种解剖学变异[2-5]。

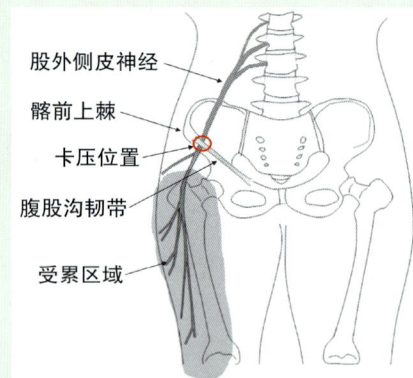

股外侧皮神经由 L_1、L_2 和 L_3 神经根的纯感觉分支组成，支配大腿前外侧，可被卡压在髂前上棘内侧的腹股沟韧带下。

图9.1 股外侧皮神经解剖结构示意

一项尸体研究发现，股外侧皮神经与腹股沟韧带之间存在 3 种关系[4]：76.6% 的情况下从腹股沟韧带深部经过，13.9% 的情况下从腹股沟韧带穿过，8.5% 的情况下从腹股沟韧带表面穿过。

在 Murata 等[3] 的尸体解剖学研究中，也报道了股外侧皮神经与髂前上棘之间的 3 种关系：股外侧皮神经走行于髂前上棘内侧（58.4%）、外侧（12.8%）和上方（28.8%）。

9.2 病因学

股外侧皮神经卡压的年发病率估计为每10万人32.6例[6-8]。该病主要发生在中老年人中，既可表现为单侧，也可为双侧[6, 9]。糖尿病患者的发病率是非糖尿病患者的 7 倍[8]。大多数情况下，股外侧皮神经被腹股沟韧带压迫，这种压迫通常是由外部因素引起的，如穿着紧身内裤、束身内衣、腰带和安全带，或者肥胖及怀孕导致的腹部压力增大。

此外，对患有阑尾炎或腹股沟疝气的患者进行下腹部手术时，在靠近股外侧皮神经的位置可能会出现医源性损伤，包括取髂骨造成的损伤及在俯卧位脊柱手术期间的压迫[10]。大多数患者的股外侧皮神经卡压是特发性的，没有明显的致病因素[6, 9]，而且可能与腰痛相关，提示骨盆周围的肌肉紧张可能引发该病[11]。

9.3　临床症状

由于股外侧皮神经是一个纯感觉神经分支，其唯一的压迫症状是大腿前外侧感觉障碍。患者通常报告大腿外侧（73%）和前侧（26%）出现麻木、刺痛、灼痛或烧灼感（图 9.1）[9]。在存在外部压迫的情况下，这可能是明显的诱因，而在特发性卡压的患者中，诱因则不明确，似乎是自发的。髋部伸展或仰卧位时进行髋关节伸展可能会加剧症状，而在髋关节屈曲或侧卧位时，疼痛往往会减轻。长时间站立和行走可能会使症状加重，类似于间歇性跛行的患者，通过下蹲也能缓解这些症状[6, 12]。此外，我们报道了 10 例间歇性跛行患者的手术结果[13]。

9.4　诊断

除了特征性的临床症状外，股外侧皮神经卡压点诱发的蒂内尔征也具有诊断意义（表 9.1）。该阳性体征位于髂前上棘及其内侧 2 cm 的腹股沟韧带周围（图 9.2）。骨盆挤压分离试验也能提供诊断性体查结果[14]（图 9.3）。

表 9.1　股外侧皮神经卡压的诊断标准

诊断标准
1. 临床症状：大腿前外侧感觉障碍
2. 神经卡压点呈蒂内尔征阳性
3. 股外侧皮神经阻滞可改善症状

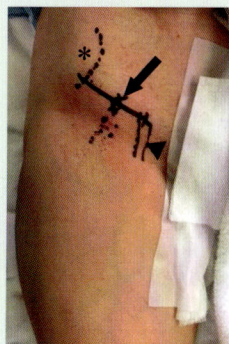

箭头指向股动脉。在手术时，皮肤切口位于腹股沟韧带的下缘，包含蒂内尔征的位点。

图 9.2　髂前上棘（星号）内的蒂内尔征位置（三角箭头）

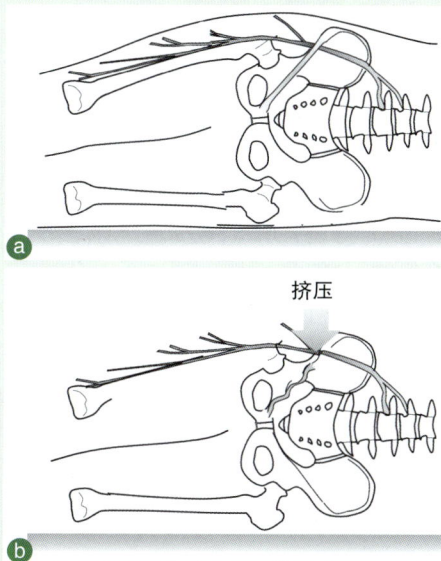

施加于骨盆的压缩力使受累侧的腹股沟韧带松弛，从而释放股外侧皮神经。如果症状改善时间超过 45 秒，则提示骨盆挤压分离试验结果为阴性。

图 9.3　骨盆挤压分离试验

第二部分

33

在电生理学检查中，股外侧皮神经卡压的诊断依赖于感觉神经动作电位（sensory nerve action potential，SNAP）的低振幅。然而，在肥胖个体中，这类检查可能会变得困难[6, 9, 15]。

磁共振神经成像和超声检查是实用的诊断成像技术[6, 16]。通过超声图像，可以观察到股外侧皮神经的肿胀情况。在健康受试者中，股外侧皮神经的横截面积为 3 mm²，而在股外侧皮神经卡压患者中，该横截面积则增大至 5 mm²[16]。在蒂内尔征位点注射 1% 利多卡因进行股外侧皮神经阻滞并缓解症状，也可以帮助进行鉴别诊断[6, 9, 13]。

9.5 治疗

◆ 9.5.1 保守治疗

首先应指导有症状的患者去除外部压迫因素，如紧身衣物等。其次，应评估保守治疗的效果，包括口服药物、物理疗法和股外侧皮神经阻滞等。据报道，保守治疗对 90% 的股外侧皮神经卡压患者有效[9, 12, 15]。股外侧皮神经卡压可能与腰部及骨盆周围的肌肉紧张有关[11]，因此应当解决这一问题。

在髂前上棘足端 1 ~ 2 cm、内侧 1 ~ 2 cm 处施行蒂内尔征位点的股外侧皮神经阻滞。在接受股外侧皮神经阻滞的患者中，约 5% 的患者因麻醉药液渗入股神经而导致股神经麻痹，出现短暂的行走障碍，因此需警惕这种风险[15]。股外侧皮神经阻滞对 96% ~ 100% 的患者有效[12, 17]。Tagliafico 等[12] 报道，在连续 20 例接受超声引导股外侧皮神经阻滞的患者中，16 例患者在第一次阻滞后疼痛得到缓解，另外 4 例在接受第二次阻滞后疼痛也有所改善。当阻滞疗效短暂时，应考虑手术治疗。

◆ 9.5.2 手术治疗

虽然已有报道显示神经切除或神经松解术能获得令人满意的效果[13-14, 18-25]，但这种治疗并非总能成功。神经松解术的改善程度可能较低，并且存在复发风险[18]。神经切除术可能导致神经支配区域的持续感觉功能障碍，并可能引发痛性神经瘤。相比之下，深度减压这种新颖的减压方法取得了良好的效果（图 9.4）。它与简单的神经松解术不同，因为它包括股外侧皮神经管的 360° 减压，并在必要时松解深筋膜并转位，以防止再粘连[13, 19]。我们在局部麻醉下进行减压的显微手术，并取得了良好的效果[13]。然而，目前最佳手术方式仍存在争议，需要通过双盲随机对照研究来确定股外侧皮神经卡压的最佳手术方式。

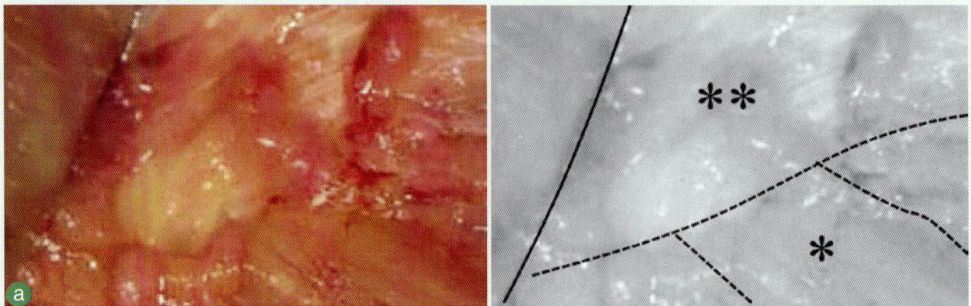

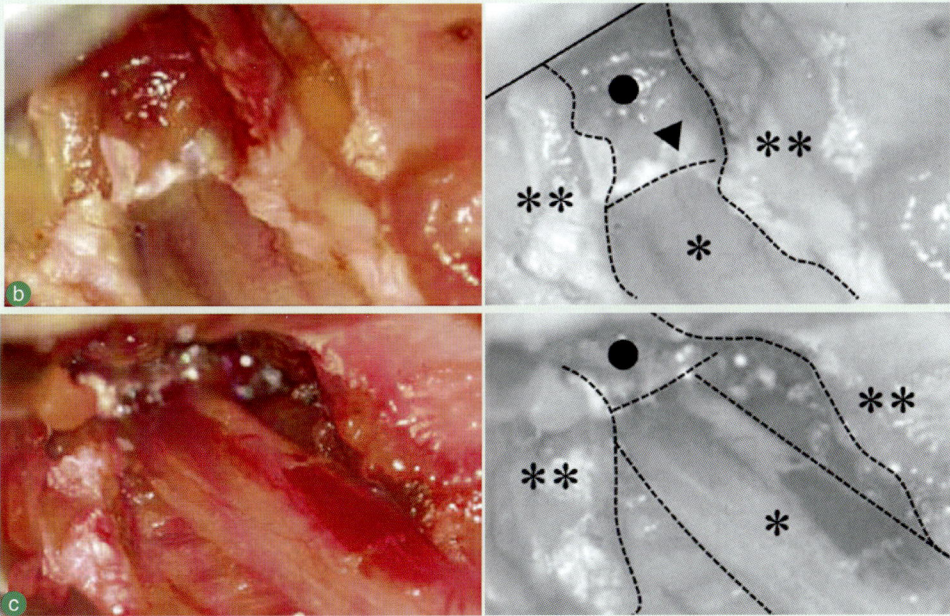

a. 检测和减压股外侧皮神经远端部分（星号），其近端部分被腹股沟韧带卡压；b. 切断腹股沟韧带后，股外侧皮神经近端部分（星号）仍然被卡压在腹内斜肌（圆圈）和股外侧皮神经管后壁（箭头）之间；c. 减压股外侧皮神经近端部分。

图 9.4　股外侧皮神经手术减压

9.6　结论

股外侧皮神经卡压性神经病的症状与腰骶部疾病相似。腹股沟韧带上的蒂内尔征和股外侧皮神经阻滞的有效性均具有重要的诊断价值。尽管最佳手术治疗方法仍需确定，但股外侧皮神经深度减压是一种微创且有效的技术，有助于预防复发。

梁登　译，柳垂亮、刘娟　校

参考文献

扫码查看

第二部分

10 腓总神经卡压性神经病

Kyongsong Kim

摘要

腓总神经在浅层皮下围绕腓骨头走行，容易受到底部刚性腓骨的外部压迫。当神经通过由腓骨长肌和比目鱼肌组成的间隙时，它会被纤维组织固定，并受动态因素的影响。如果神经因受到外部压迫而受损，可能会出现明显的麻痹和足下垂等症状。当因动态因素（如特发性疾病）造成损伤时，主要症状为感觉障碍，运动无力则可能轻微或不存在。在站立和行走时引起的间歇性麻木和疼痛，可能使腓总神经病变与腰椎疾病难以区分。腓总神经传导检查有时无法检测到神经损伤情况。特发性疾病并不罕见，但常被忽视。重复跖屈试验可作为诊断性激发试验。对于腓总神经卡压性神经病的治疗，可以采用局部麻醉下的微创神经松解术。

关键词

腓总神经；动态因素；神经松解术；间歇性跛行；卡压性神经病

10.1 解剖学

在腘窝稍上方，坐骨神经分为胫神经和腓总神经两支。腓总神经从膝盖后部绕过腓骨头，走行于比目鱼肌和腓骨长肌之间，穿越腓骨长肌后分支为腓浅神经和腓深神经，其中腓浅神经主要负责感觉，而腓深神经则主要负责运动。

由于腓总神经位于腓骨头附近的浅皮下层，这种解剖结构使其容易受到底部刚性腓骨的外部压迫。此外，当神经穿过由腓骨长肌和比目鱼肌组成的隧道时，被纤维组织固定，这使其容易受到动态因素的影响。

10.2 病因学

腓总神经卡压性神经病是最常见的下肢卡压性神经病，排在腕管综合征和肘部尺神经病之后，成为第三常见的神经病。其最常见的卡压部位在腓骨小头周围[1-4]。腓总神经损伤通常由外部压迫引起，如手术期间患者的体位、穿着紧身袜或石膏、交叉双腿或蹲下等。特发性损伤则可能与动态因素有关，这些因素导致神经在腓骨头远端的比目鱼肌或腓骨长肌中受到卡压[1, 5-6]，此时确定发病原因可能较为困难。

此外，腓总神经也可能因体重骤减而受损，这种情况较为少见（见附录：补充1）。关于豆骨（靠近腓总神经的籽骨）在腓总神经卡压性神经病中的作用，仍需进一步研究（见附录：补充2）。

10.3 临床症状

腓总神经支配区域（即小腿外侧和脚背）的麻木和疼痛（图10.1），以及腓总神经支配的肌肉（如胫骨前肌、趾长伸肌和腓骨长肌）运动无力，都是腓总神经损伤的表现。严重的神经麻痹可能导致足下垂。值得注意的是，腓骨头周围的神经卡压不会引起腓肠外侧皮神经分布区域的感觉障碍，因为该神经在腓骨头的近端水平已分出。

当损伤由外部压迫引起时，麻痹通常

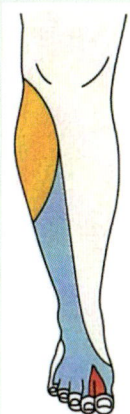

蓝色区域为腓浅神经支配区，红色区域为腓深神经支配区，黄色区域为腓肠外侧皮神经支配区。当腓总神经被卡在腓骨头周围时，蓝色区域和红色区域受到影响。

图 10.1　受腓总神经影响的区域包括小腿外侧和足背

（经许可转载[21]）

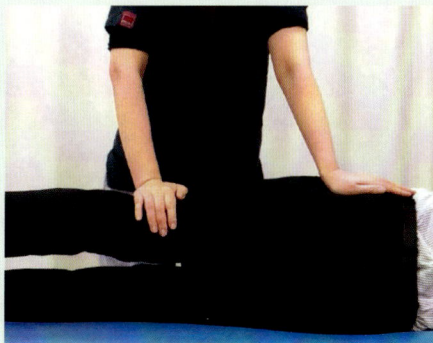

检查者站在患者身旁，要求患者将患肢向外侧抬起。此时，检查者将一只手放在患侧的臀中肌上，另一只手放在大腿外侧施加负荷，以测量肌肉力量的大小。

图 10.2　臀中肌肌力测量方法

较为严重，可能导致足下垂。当损伤是由动态因素（如特发性疾病）造成时，主要症状则是感觉障碍，伴随或仅有轻微的运动无力[1, 3-4]。特发性疾病患者在久站或久走后可能会出现间歇性症状，如麻木和疼痛，且很难确定这些症状是由腓总神经卡压性神经病还是腰椎疾病引起的[1, 4, 6]。

在诊断麻痹时，医师必须确认运动性麻痹仅涉及腓总神经支配的肌肉，即胫骨前肌、趾长伸肌和腓骨长肌，而不涉及臀中肌，后者由 L_5 节段神经支配，并不受腓神经影响（图 10.2）。

10.4　诊断

除了上述临床症状外，在腓总神经卡压的患者中，腓骨头周围可能存在或不存在蒂内尔征[1, 6-9]。根据 Souter 等的报道，仅有 40% 的患者表现出蒂内尔征阳性[9]。

进行腓总神经的神经传导检查时，可能会发现卡压部位的传导速度降低或出现传导阻滞[1-2]。然而，在轻度运动无力的患者中，这可能导致假阴性结果的出现。根据 Maalla 等的研究[3]，在 15 例腓总神经卡压患者中，仅有 12 例的感觉神经动作电位幅度降低，而运动神经传导速度降低的患者仅有 7 例。在我们的研究中，对 22 例腓总神经卡压患者的分析显示，仅有 9 例患者的复合肌肉动作电位振幅下降[4]。因此，神经传导研究的结果可能并不可靠，诊断应主要依据临床症状（表 10.1）。对于轻度运动无力和间歇性跛行的患者，重复跖屈试验是一项有用的激发试验[6, 8]。

表 10.1　腓总神经卡压的诊断标准

诊断标准
1. 腓总神经损伤的持续临床症状包括在特发性疾病患者中常见的麻木和疼痛，这些症状可能表现为间歇性发作
2. 触发点位于腓骨头周围的卡压点处
3. 神经传导检查结果可能是假阴性
4. 重复跖屈试验作为激发试验

10.5　治疗

当间歇性跛行、麻木或疼痛为主要症状时，应建议患者根据需要服用维生素B₁₂、非甾体抗炎药或神经性疼痛治疗药物等。如果疼痛是由外部压迫或外伤引起的，通常会在 2 ~ 3 个月内自然恢复，因此保守治疗应持续 3 ~ 6 个月[1, 9-10]。足下垂可以通过使用短腿矫形器、物理治疗和预防挛缩来治疗[10]。当保守治疗失败时，手术减压可作为一种治疗选择。在保守治疗期间，每隔一个月进行一次电生理复查可能有助于评估神经恢复情况[10]。

对于特发性腓总神经卡压的患者，可能需要进行腓总神经松解术[4]。在局部麻醉下，患者侧卧，患腿在上，沿腓总神经从腓骨头附近开始，外缘侧切开 2 ~ 3 cm 的皮肤，充分减压腓总神经，切口位于腓骨长肌入口处的腓骨长肌和比目鱼肌之间，术中通过踝关节运动确认动力性压迫的消除[4]。术后，患者无须外固定，即可下地行走。

神经松解术适用于腓骨头周围的创伤性损伤及外部压迫导致的足下垂患者。Broekx 和 Weyns[7] 对 200 例患者的研究表明，较早进行手术干预是有益的，因为术前麻痹的严重程度和手术时间会影响预后。术后 3 个月内可以观察到麻痹的恢复，95% 的患者在 6 个月内恢复正常。Souter等 [9] 报告称，胫前肌表现出电生理反应的患者术后恢复良好。

当腓总神经无法检测到神经动作电位或神经损伤后无法进行初次修复时，可以考虑使用同侧腓肠神经作为供体进行神经移植[10]。移植神经的长度会影响治疗效果，6 cm 以上的移植效果较差[11-12]。如果神经松解或神经移植没有指征或未能产生令人满意的结果，肌腱转移手术也可能是一种选择[10-12]。

10.6　动态神经病影响腓总神经

特发性腓总神经卡压患者主要表现为间歇性麻木或疼痛，若有麻痹，通常只是轻度的。

在针对腓总神经卡压的神经松解术中，我们直接测量施加在腓总神经上的压力值。研究发现，随着踝关节运动，神经压力会增加，而在休息时则没有明显变化[13]（图 10.3、图 10.4）。在踝关节背屈和跖屈时，腓总神经的压力变化在跖屈时尤其明显。我们测量了每个手术步骤的压力，发现一些患者在松解和切除腓骨长筋膜后，压力降低最为显著。

对于动力性神经病变，电生理学检查可能无法检测出异常[1, 3-4, 12, 14]，这使得与腰椎疾病的鉴别诊断变得困难。因此，我们建议对腓总神经进行直接负荷试验，而非对腰椎进行测试。腓总神经卡压往往源于腓骨长肌和比目鱼肌的挤压，因此该神经在最大跖屈时承受的压力最大。坐位下的重复跖屈可作为腓总神经卡压的激发试验（图 10.5）[8, 12]。当终止时间为 110 秒时，测试的敏感性和特异性均为 94.1%[6]，这表明踝关节的重复跖屈可能是一个有用的诊断方法。

10.7　结论

腓总神经的卡压可能由外部压迫引起，也可能是由病因不明的特发性因素导致的。患者通常会有间歇性跛行。这种疾病不容忽视，微创神经松解术在局部麻醉下可以有效治疗该疾病。

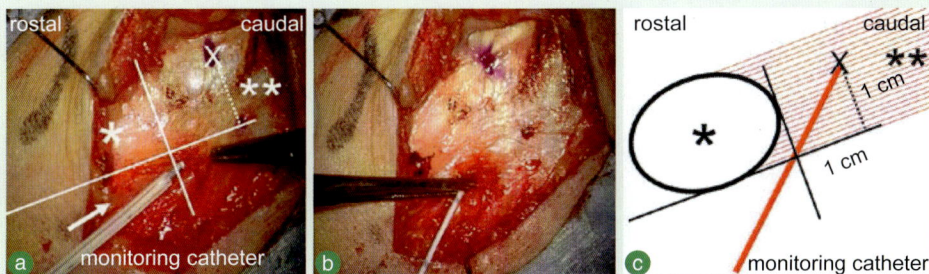

使用导管在标记的 × 点进行测量，该点位于腓骨长肌（双星号）下方，沿着腓总神经（箭头）走行方向，腓骨头（单星号）边缘平行距离和垂直距离均为 1 cm 处。rostal：头侧；caudal：尾侧；monitoring catheter：监测导管。

图 10.3　右侧腓总神经松解术中腓总神经压力的测量方法

（经许可转载[13]）

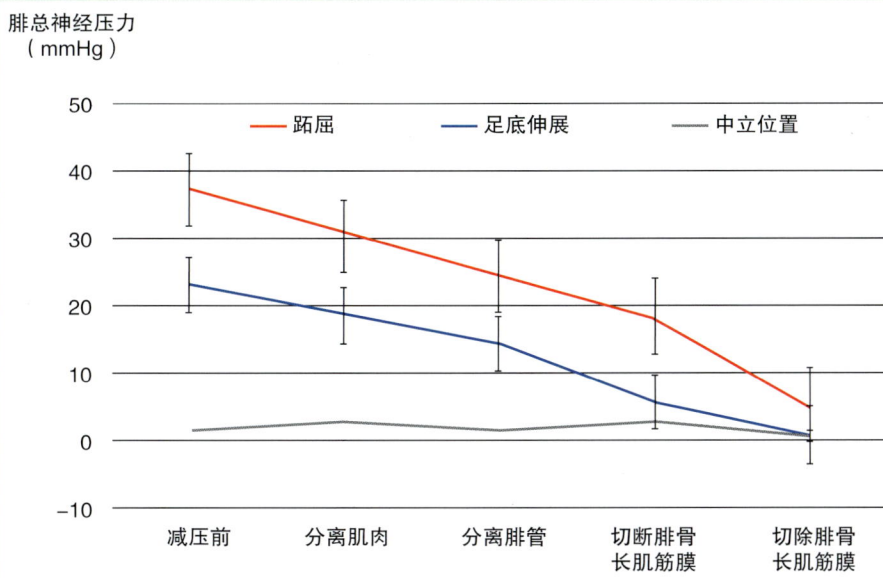

图 10.4　在逐步手术减压过程中腓总神经压力的变化

（经许可转载[13]）

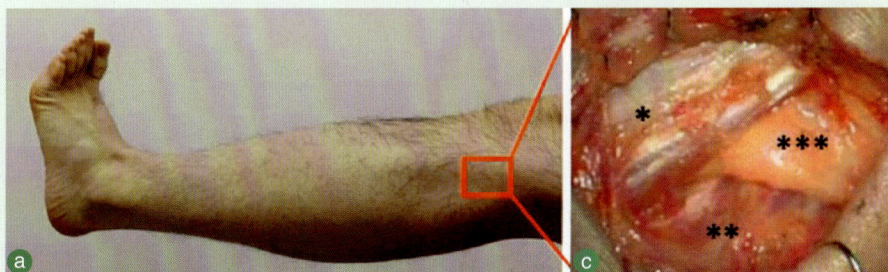

第二部分

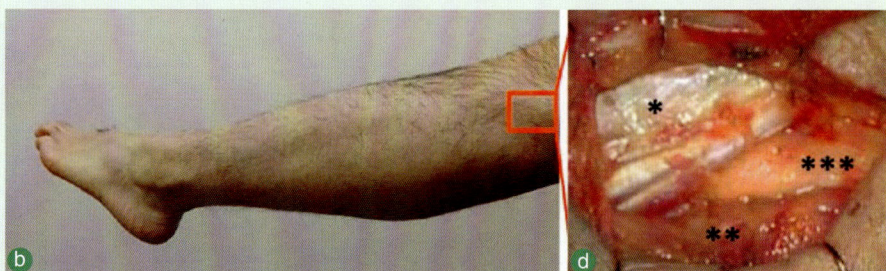

a. 踝关节的足底伸展姿势；b. 踝关节的跖屈姿势；c. 脚踝的休息姿势，此时腓总神经（单星号）位于腓骨长肌（双星号）和比目鱼肌（三星号）之间，并进入腓骨长肌；d. 踝关节的跖屈姿势，此时腓骨长肌和比目鱼肌对腓总神经施加了强烈的压迫。

图 10.5 踝关节的重复跖屈测试及腓总神经松解术的手术视野

（经许可转载[21]）

附录

补充 1：与体重减轻相关的腓总神经病变

快速体重减轻可导致腓总神经麻痹[15]。确切的机制尚不清楚[7]，且与体重减轻引起的营养不良无关[16]。腓骨头周围脂肪组织的减少和部分纤维化可能是腓神经病变的原因[15]。Margulis 等[17] 曾报道一位在一年内减重 40 kg 的患者出现双侧下肢腓神经麻痹。尽管保守治疗无效，但通过腓骨头周围的神经减压，患者症状有所改善。根据 Broekx 和 Weyns[7] 的研究，在 200 例因足下垂接受外部神经松解术的患者中，约一半的病例与减肥手术后的体重减轻有关，平均体重减轻 19.4 kg（范围 2 ~ 74 kg）。

补充 2：Fabella 综合征

腓肠豆骨是位于膝盖附近腓肠肌外侧腱上的籽骨，在日本，有研究发现 69% 的尸体中存在腓肠豆骨[18]。尽管其临床意义尚不明确，但可能具有一些生物力学上的益处。大多数有腓肠豆骨的患者通常无症状。当负重或膝关节伸展时，腓肠豆骨可能引起膝关节后外侧疼痛，此时可诊断为 Fabella 综合征。

腓总神经沿腓肠豆骨的外侧走行。根据该区域腓总神经的粗细，可以判断神经病变是静态性还是动态性[18-20]。由腓肠豆骨引起的腓总神经病的诊断基于临床症状。腓肠豆骨的压迫可通过电生理检查、超声检查和磁共振成像检查确认[19-20]。治疗通常采取保守措施，包括神经阻滞；当这些疗法无效时，可以通过切除腓肠豆骨来减压。

黎颖红　译，柳垂亮、武百山　校

参考文献

扫码查看

11　腓浅神经卡压性神经病

Kyongsong Kim

摘要

腓浅神经（superficial peroneal nerve，SPN）由腓总神经在腓骨长肌处发出，约在距外踝10 cm处穿出筋膜，最终到达足背。它是小腿外侧和足背的主要感觉神经。腓浅神经的卡压性神经病相对较为罕见，目前其发病机制尚不明确。可能的原因包括外伤、筋膜病损导致的肌肉嵌顿压迫及肿块病变，也可能是特发性。特发性腓浅神经卡压性神经病涉及神经穿透筋膜处的压迫及筋膜下方的整体受压。其诊断症状包括小腿下部和脚背的麻木与疼痛，同时需要排除腓深神经支配区域的病变，患者可能会出现间歇性跛行。在腓浅神经的单个或多个部位可出现蒂内尔征，神经阻滞能够缓解疼痛，这两者对于诊断都非常有帮助。部分患者可能有腓总神经的手术史。对于已经明确腓浅神经病因的患者，手术治疗是合适的治疗方法。对于特发性腓浅神经卡压性神经病患者，建议进行广泛切开和减压，以防止残余筋膜再次导致卡压性神经病。

关键词

腓浅神经；卡压；间歇性跛行；神经松解术；微创手术

11.1　解剖学

腓浅神经由腓总神经在腓骨长肌处发出，沿着胫骨前外侧走行于由腓骨长肌和腓骨短肌组成的外侧肌室，并沿着趾长伸肌的前间隔延伸。它在距外踝约10 cm处穿透筋膜，最终到达足背。腓浅神经是小腿下外侧和脚背的主要感觉分支，并沿腓骨长肌和腓骨短肌走行。研究显示，腓浅神经的解剖学变异较为常见，在23% ~ 27%的人群中，其位于前侧肌室而非外侧肌室，在此情况下可能会分支到拇长伸肌。此外，穿出筋膜的位置层面也存在差异[1]。

11.2　病因学

腓总神经（common peroneal nerve，CPN）卡压性神经病虽广为人知，但由于其相对罕见，目前尚未建立明确的诊断和治疗标准。Styf[2]报道，在480例慢性腿痛患者中，有17例（3.5%）被诊断为腓浅神经卡压性神经病，这种异常往往被忽视。

腓浅神经卡压性神经病可能由创伤[1-2]、筋膜病损导致的肌肉嵌顿压迫[1-5]，或包括静脉扩张在内的肿块病变所诱发[2]；也可能表现为特发性[2, 4, 6-7]。特发性腓浅神经卡压性神经病患者可能出现神经在穿透筋膜点的压迫[1, 7]及筋膜下方整体受压的情况[6-7]。

11.3　临床症状

症状根据卡压的程度有所不同。对于腓浅神经主干卡压的患者，他们通常会感到胫骨下端和脚背的麻木与疼痛，而腓深神经支配的第一和第二趾之间的区域则不受影响。当神经的卡压位于更末梢时，出现症状的区域会变小。步行和某些运动常常会加剧症状，并可能导致间歇性跛行[1-7]。

11.4 诊断

腓浅神经卡压的诊断很难通过电生理学检查确定，主要依赖于临床症状[1-2, 4, 6-8]。沿腓浅神经走行区域出现的蒂内尔征有助于诊断，并且可以在多个部位观察到[1, 4, 7]。在这些部位，表现最强烈的蒂内尔征通常表示神经卡压的位置[1]。

下肢或脚踝的外伤史，以及相关的广泛神经损伤，可能有助于诊断。腓浅神经在进行负荷较大的活动时（如芭蕾舞、足球和曲棍球等）容易受到损伤[1]。

神经阻滞的镇痛效果也有助于诊断[1, 6]。通过调整腓浅神经的阻滞位置，可以大致确定神经损伤的区域[1, 6]。Franco等[8]报道，78%的腓浅神经卡压患者有腓总神经手术史。由于病理机制尚不清楚，因此很难做出明确的腓浅神经卡压诊断。

11.5 治疗

当腓浅神经卡压性神经病的病因已知时，手术治疗是必要的，如肿块切除或筋膜病损修复。然而，如果病因为特发性，即使卡压部位明确，仍建议进行广泛切开和减压手术。这是因为仅进行局部减压可能导致神经在残余筋膜边缘再次受压，或者使神经所支配的肌肉发生嵌顿[4, 6-7]（图11.1、图11.2）。为了减少手术的侵入性，可以采用跳跃切口[6]，并结合显微镜和内镜以缩短皮肤切口的长度。两个跳跃切口（总长5.5 cm）可以放置在减压部位的近端和远端，从腓骨长肌到腓浅神经出口部位。借助内镜，可以在这两个切口之间的区域进行减压（图11.3、图11.4），平均减压长度为17.3 cm。

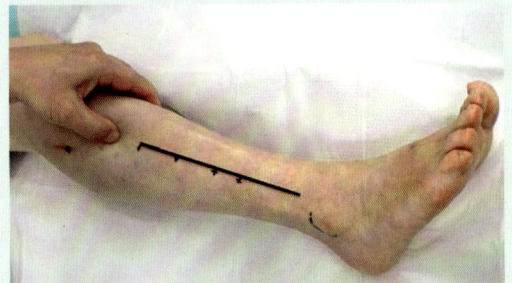

图 11.1　右腿皮肤切口

（经许可转载[7]）

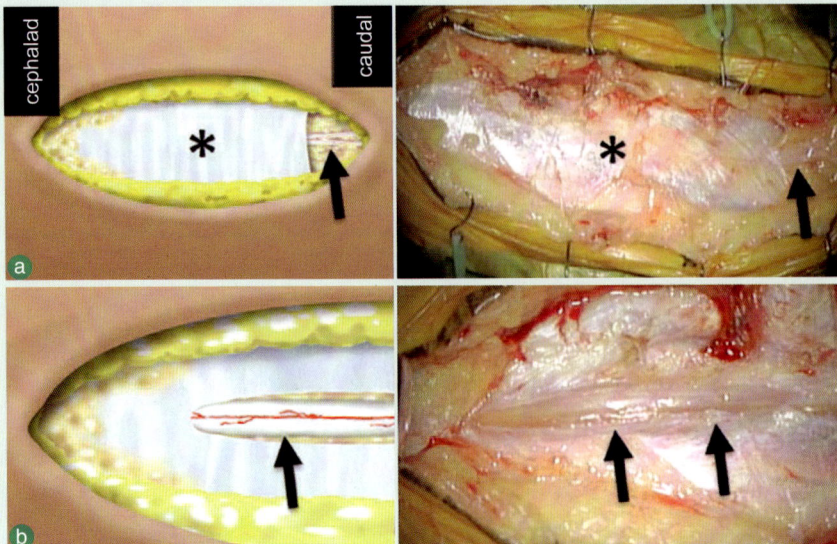

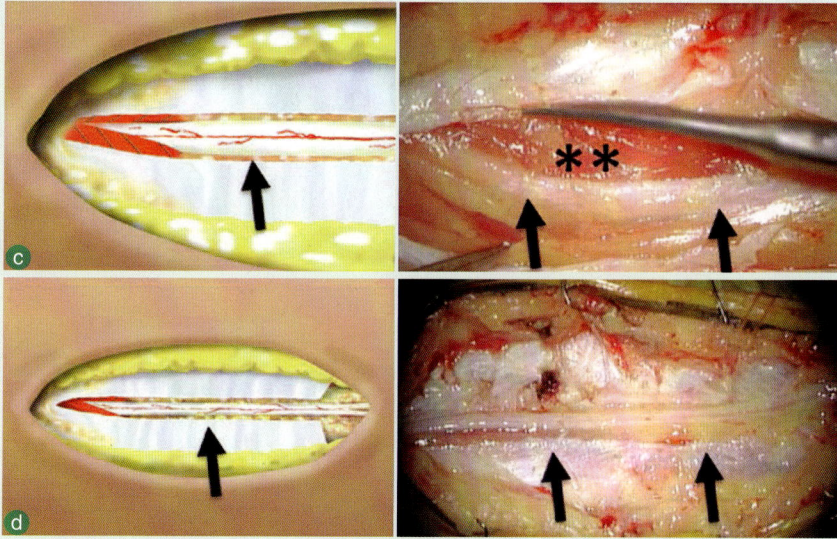

a. 先暴露浅筋膜（单星号），并识别神经的远端部分（箭头）；b. 手术减压后，腓浅神经出现隆起；c. 对腓骨长肌（双星号）周围的腓浅神经近端部分（箭头）进行减压；d. 最后，对整个腓浅神经（箭头）进行减压。cephalad：头侧；caudal：尾侧。

图 11.2 右侧腓浅神经卡压的手术过程

（经许可转载[7]）

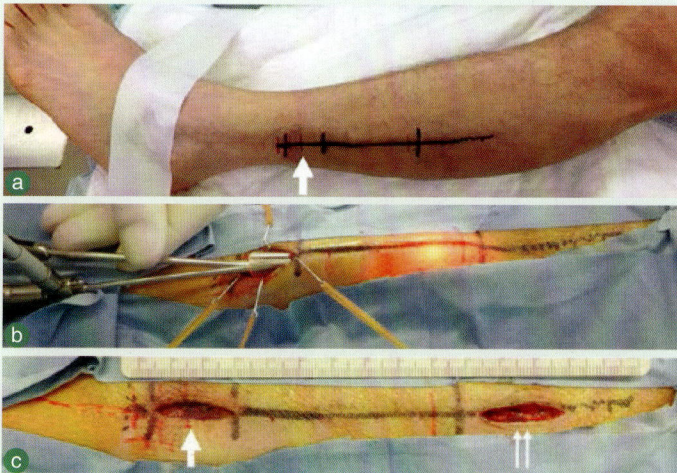

a. 腓浅神经减压所需的皮肤切口：在小腿远端约 1/3 处切开一个长约 25 mm 的切口（箭头），并在显微镜下辨识腓浅神经；b. 在腓浅神经远端减压后，在套管针形成的空间内进行近端减压，内镜和剪刀通过装有器械的套管针形成的空间引入；c. 展示了皮肤上跳跃式切口的最终视图，通过额外的近端皮肤切口（双箭头），使用显微镜对腓浅神经的近端部分进行减压，远端切口由单箭头标识。

图 11.3 腓浅神经减压（1）

（经许可转载[6]）

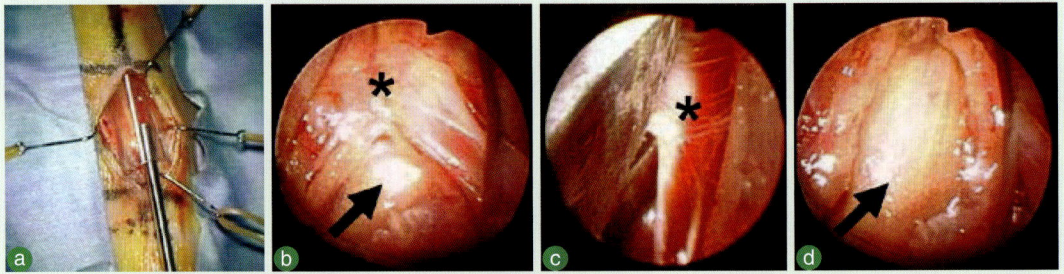

a. 内镜插入改良套管针腔；b. 在筋膜（星号）下观察到腓浅神经（箭头）；c. 用剪刀切开筋膜（星号）；d. 通过切割筋膜对腓浅神经（箭头）进行减压。

图 11.4　腓浅神经减压（2）

（经许可转载[6]）

手术可以在全身麻醉[2, 4]或局部麻醉[6-7]下进行。我们更倾向于局部麻醉，以便于进行动态评估，并可在手术过程中确认症状是否消失[6-7]。80% ~ 92% 诊断准确的患者在手术后获得了良好的治疗效果[1, 4]。

11.6　结论

由于腓浅神经卡压相对罕见，且可能与腓总神经病变相混淆，因此治疗手段较少。正确的诊断主要依赖于临床症状，但有时可能并不可靠。腓深神经支配区域无症状及神经阻滞后症状消失都是重要的临床发现。尽管手术需要进行广泛减压，但其技术难度相对较低。结合显微镜和内镜的使用，可以通过执行跳跃式切口来缩短皮肤切口的长度。

梁宇鹏　译，柳垂亮、武百山　校

参考文献

扫码查看

12 主编短文 3：相识针灸师 Masami Sato 先生

Toyohiko Isu

Masami Sato 先生于 1995 年在札幌创办了 Shirakaba 针灸诊所。他是一位经过认证的针灸师，并且拥有博士学位。20 年前，我于北海道大学医学院神经外科主办的研讨会上首次结识 Masami Sato 先生。与其他针灸师不同，他始终以极大热忱与脊柱脊髓外科医师保持学术交流，其独特理念在同行中独树一帜。尽管尚无明确证据表明针灸对脊柱疾病患者有临床益处，但已有一些相关成果被报道。我仍清晰记得有一位在腰椎手术后持续感到腰痛的患者，通过针灸治疗，疼痛得到了极大缓解。

针灸可能弥补现代常规治疗的不足。在与 Masami Sato 先生相识后，我对像针灸师那样通过触诊患者身体来评估腰痛患者病情产生了浓厚的兴趣。在排除臀皮神经卡压和骶髂关节疼痛等疾病的过程中，我将这些发现纳入我的诊断和治疗决策中。我相信，Masami Sato 先生的工作为现代医学医师与针灸师之间架起了一座桥梁。

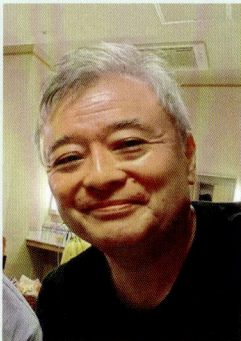

图 12.1 Masami Sato 先生，针灸师

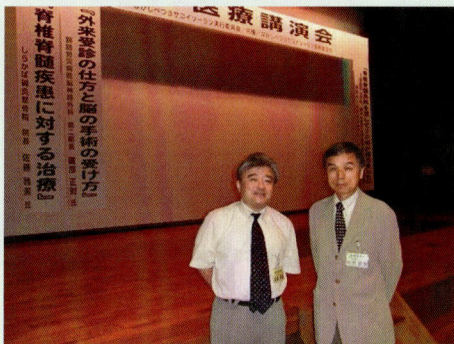

图 12.2 2006 年 7 月 15 日，在中標津町镇为市民举办的医学讲座

梁宇鹏 译，柳垂亮、李建勋 校

13 跗管综合征

Fumiaki Fujihara

摘要

胫神经在跗管周围的分支为足底内侧神经和足底外侧神经，可能在跗管内受到压迫，这种情况称为跗管综合征。跗管综合征的症状表现为足底而非足跟的感觉障碍，包括麻木、疼痛、灼烧感或冷感、如同走在碎石路上的异物感，以及足底变厚。跗管综合征的病因可能包括占位性病变（如神经节和神经鞘瘤）、外伤引起的粘连、跗管内动脉和静脉的扩张或扭曲及肥厚性屈肌支持带和肥厚性肌腱病。除占位性病变外，其他病变通常被归类为特发性病变。据报道，特发性跗管综合征的发病率在所有跗管综合征病例中占比为18%～69%。跗管综合征的诊断依赖于临床症状、电生理检查及影像学检查。临床症状是诊断跗管综合征的重要线索，其中蒂内尔征是最简单、最易于操作的临床检查方法。目前尚无高水平证据支持跗管综合征的保守治疗（如物理治疗和药物治疗）。跗管综合征的手术治疗可以在局部麻醉下进行，并可能有效。

关键词

跗管综合征；足底神经；卡压性神经病；胫神经

13.1 解剖学

胫神经是坐骨神经在腘窝稍上方发出的分支，沿膝后行走，并穿过内踝周围的跗管。在跗管周围，胫神经分支为足底内侧神经和足底外侧神经，它们穿过拇展肌筋膜，从足底延伸至足趾，负责支配足底前部的感觉。跟骨内侧神经则在跗管近端，由胫后神经分支而出，穿过屈肌支持带，负责支配跟骨内侧的感觉。跗管由刚性骨结构组成底部，上面覆盖屈肌支持带。

跗管内，胫骨后肌腱、趾长屈肌腱、胫后动静脉、胫后神经及拇长屈肌腱一同穿行。胫后神经在跗管内与胫后动脉和胫后静脉伴行（图 13.1）。由于这些解剖学特征，胫后神经可能在跗管处受到压迫，从而形成跗管综合征。1962 年，Keck 和 Lam 首次报道了跗管综合征[1-2]。

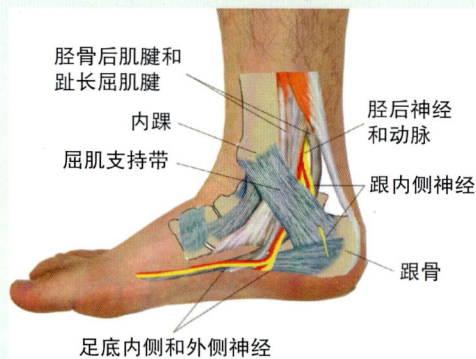

图 13.1 跗管解剖结构示意

13.2 流行病学和病因学

跗管综合征的发病率尚不明确，但有报道显示女性的发病率略高[3-4]。跗管综合征的病因包括占位性病变（如神经节和神经鞘瘤）、创伤引起的粘连、跗管内动脉和静脉的扩张或扭曲、肥厚性屈肌支持带和肥厚性肌腱病。动脉迂曲伴搏动可能是跗管综合征的一个病因（因为在封闭空间内可能会导致搏动性压迫）[3, 5]。跗管内动脉和静脉的扩张或扭曲，以及肥厚性屈肌支持带，通常被认为是随着年龄增长而出现的生理变化，可能在没有外伤的情况下导致跗管内的粘连。因此，通常认为无肿块病变的跗管综合征是特发性的[3-4, 6-7]。特发性跗管综合征的发病率据报道占所有跗管综合征病例的18%~69%，但这一流行病学数据可能受到对特发性的定义标准及治疗患者选择的影响[7-8]。Reichert等报道，在31例跗管综合征患者中，有11例被诊断为特发性，11例继发于创伤，9例为占位性病变[8]。此外，Samarawickrama等发现，在6例跗管综合征患者中，有3例患者存在扁平足，提示跗管综合征与扁平足之间可能存在关联[9]。

13.3　临床症状

跗管综合征的症状在足跟区域通常不明显或表现较弱（即足跟免受影响）[5-6]，这是因为支配足跟感觉的跟骨内侧神经是从跗管近端的胫后神经发出的分支。因此，跗管综合征的症状在足底前区往往较为明显。患者常主诉有感觉障碍方面的多种症状，包括麻木、疼痛、灼烧感或冷感、如同走在碎石路上的异物感，以及足底增厚感等[3, 7, 10]。跗管综合征的进展可能导致受神经支配的肌肉萎缩（如拇展肌），但可能缺乏明显的主观症状。这些症状与糖尿病神经病变引起的症状相似，因此在鉴别诊断时应予以考虑。

此外，跗管综合征的症状在负重（如站立和行走）时会加剧，可能被误诊为腰椎疾病引起的症状。如果脊柱手术后足底症状持续存在，需考虑跗管综合征的可能性[3, 8, 11-13]。据报道，4.8%的腰椎疾病与跗管综合征有关[12]，而5%的腰椎手术失败综合征与跗管综合征有关[11]。

13.4　诊断

跗管综合征的诊断依赖于临床症状、电生理检查和影像学检查，其中临床症状是重要的诊断线索[9]。蒂内尔征是一项简单易行的临床检查方法，能够有效预测手术预后[3-4, 6, 8]。然而，在跗管综合征患者中，蒂内尔征并非总呈阳性，Reichert等的报道显示，只有75%的跗管综合征患者表现为蒂内尔征阳性[8]。需要注意的是，蒂内尔征在不同检查者之间的重复性较差且特异性低，因此使用时需谨慎，以防出现假阳性[14]。另外，Kinoshita等报道了一种踝关节负荷试验，要求踝关节在背屈-外翻位置保持5~10秒，该方法对蒂内尔征阴性表现的跗管综合征病例具有明确的鉴别诊断价值（图13.2a）[4, 12, 15]。Abouelela等提出了将三重压缩应力试验作为跗管综合征的踝关节应力测试方法[16]。这是一项负荷试验，观察者用手使踝关节完全跖屈并内收，同时在跗管处压迫胫后动脉30秒（图13.2b）。如果在测试期间症状加重，则判断为阳性。在对65例跗管综合征患者的患足进行三重压缩应力试验时，93.8%的患者出现症状加重，疼痛在10秒内加剧，麻木在30秒内加重，而对照组的所有结果均为阴性[16]。在35例单侧跗管综合征患者中，有6例患者的对侧未受累足部试验结果呈现阳性。三重压缩应力试验期间的电生理检查显示，跗管综合征诊断的敏感性为85.9%，特异性为100%。有报道称，可将胫神经局部麻醉后症状消失，作为跗管综合征的辅助诊断[8]。

CT、MRI和超声可用于诊断占位性病变。近年来，虽有研究者尝试使用这些诊断

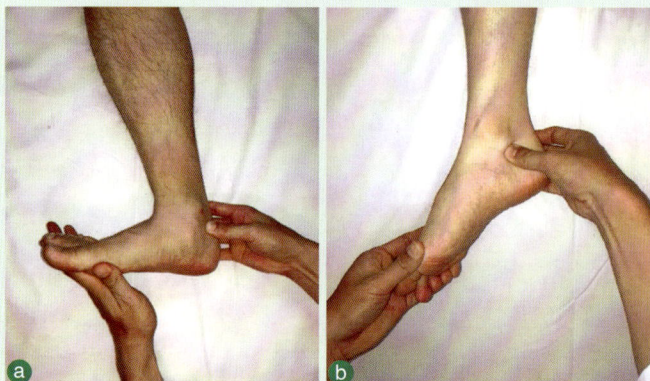

a. 踝关节负荷试验，要求踝关节处于背屈 - 外翻位置并保持 5 ~ 10 秒，以准确检测跗管综合征；b. 三重压缩应力试验，观察者用手使踝关节完全跖屈并内收，同时在跗管处压迫胫后动脉 30 秒，阳性结果代表足底症状恶化。

图 13.2　诊断跗管综合征的两种激发试验

成像技术来检测跗管综合征的特异性表现，但这些技术的临床应用价值尚未确立[4]。在一项研究纳入的跗管综合征病例中，超声影像学检测显示 9 例患足于跗管中央区呈现胫后神经增粗，其中 2 例合并占位性病变[9]。尽管正常对照组和跗管综合征患者的胫后神经回声强度没有变化，但跗管综合征患者胫后神经在跗管中央部的横截面积明显大于正常对照组的。胫后神经在跗管近端和中央部的横截面积比的敏感性为 74%，特异性为 100%[17]。这种横截面积比不仅能提高敏感性，还有助于对跗管综合征患者进行双侧检测。

在电生理检查中，足底内侧和外侧神经终末的潜伏期延长、传导速度降低及振幅减小是重要的诊断指标。然而，仅依靠电生理检查进行诊断是困难的，因为可能出现假阳性和假阴性，且目前的科学依据有限[4, 8-9, 12, 17]。因此，有人建议将电生理检查作为辅助评估工具[4, 13, 18]（表 13.1）。McSweene 等在回顾跗管综合征时提出了一个诊断标准[4]，他们报道称使用该标准可以诊断出 76.9% 的跗管综合征

病例[16]。此外，有一篇报道指出，该标准的部分项目能够诊断出 82.6% 的跗管综合征病例。在该报道中，所有病例的终末潜伏期均延长，但仅有 8.7% 的跗管综合征病例在左右两侧振幅上存在差异。因此，延长的终末潜伏期有助于诊断跗管综合征[17]。

表 13.1　电生理检查跗管综合征的诊断标准

诊断标准
1. 足底内侧 / 外侧神经（拇展肌）的终末潜伏期长于 5.8 毫秒
2. 振幅衰减记录的侧向变化超过同分支导数的 50%

13.5　治疗

跗管综合征的保守疗法包括休息、物理疗法（如按摩、贴胶带和拉伸）、非甾体抗炎药及其他治疗神经性疼痛的药物，但目前尚无高水平证据支持这些疗法[4, 13]。对于因步行导致症状恶化的跗管综合征患者，换鞋或使用鞋垫可能会有效[13]。

手术可在局部麻醉下进行。单纯通过切断屈肌支持带来打开跗管并不足以治疗

跗管综合征，还需要对跗管中的足底内侧神经和外侧神经进行减压。根据需要，可通过松解外展筋膜，实现对跗管远端区域足底内侧神经或外侧神经的减压。既往研究术中观察发现，82% 的病例累及足底内侧神经，68% 的病例累及足底外侧神经[8]。足底内侧 / 外侧神经与胫后动静脉包裹在同一筋膜间隙中，因此需要使用显微镜进行精细的手术（神经血管减压术）以达到松解目的[3, 5, 14]。Kohno 等[5] 在进行胫后动静脉旁分离及减压胫后神经时，将脂肪

组织移植物插至胫后动脉和胫后神经之间。Yasunaga 等[14] 切开屈肌支持带，用切除的屈肌支持环包裹胫后动静脉，并通过从胫后动静脉旁减压来缓解胫后神经压力。我们也对跗管综合征患者进行了神经血管减压操作，将胫后动脉移位以减少对胫神经的压力（图 13.3）[19]。这种方法可以实现完全减压，防止复发压迫，并明确手术的终点。

以往的报道显示，可使 44% ~ 96% 患者的临床症状获得显著改善，但一些症状

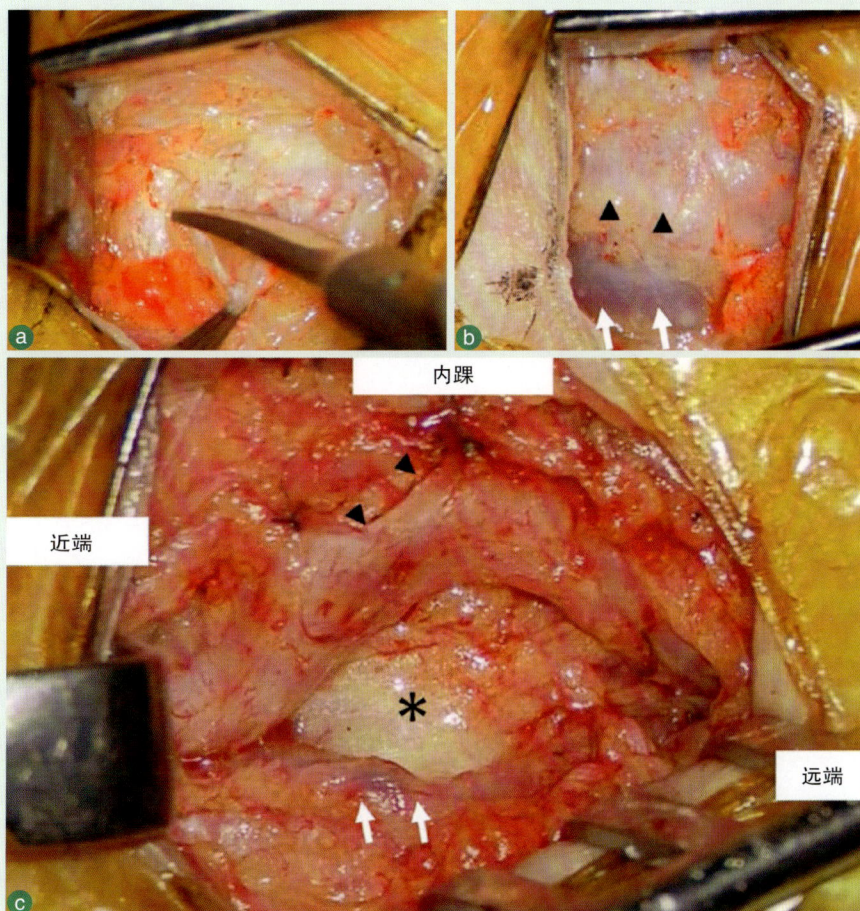

a. 在皮肤切口后，切断屈肌支持带以进入皮下层；b. 打开跗管后，可以观察到跗管中的胫后动脉（三角箭头）和胫后静脉（箭头）；c. 胫后动脉（三角箭头）与胫后神经（星号）分离后，使用 6-0 尼龙单丝将胫后动脉重新定位到内踝侧，从而减压胫后神经（星号）。

图 13.3　术中图像（左跗管）

可能仍然存在[3, 6, 8]。手术效果受到多种因素的影响，包括年龄、症状持续时间、病因、踝关节扭伤和过度劳累的病史、慢性足底筋膜炎、远端跗管综合征及手术方法等。特发性跗管综合征患者的手术效果通常差于有占位性病变的跗管综合征患者，而蒂内尔征阳性的患者则手术效果相对较好[8]。对于病程少于 12 个月的患者，跗管综合征手术结果较为良好，这表明病程延长可能导致跗管纤维化，从而影响手术效果[8]。

13.6　结论

跗管综合征是一种可导致足底感觉障碍的疾病。尽管跗管综合征看似少见，但实为日常临床实践中的频发疾患。然而，由于对其认知盲区的存在，临床诊疗过程中常常出现漏诊。在诊断方面，临床症状至关重要，而客观诊断手段如电生理检查和影像学检查则需注意假阳性和假阴性相关问题。手术治疗可以在局部麻醉下进行，具有较小的侵入性。

李军华　译，李玉娟、柳垂亮　校

参考文献

扫码查看

14 莫顿病

Kyongsong Kim

摘要

莫顿病是一种发生在跖骨头和跖骨颈之间的趾足底总神经卡压性神经病，穿窄边的鞋子或鞋底变形的鞋子会加重这种卡压。由于穿鞋习惯不同，该病在欧美地区的患病率远远高于日本（欧美地区日常穿鞋时间较长，而日本在室内环境下，通常不会穿外出鞋）。莫顿病的典型症状是足底局部区域和两足趾间的疼痛或麻木，特别是在卡压部位承受压力时，如在行走、站立或锻炼时，症状会加重。在受累区域出现蒂内尔征也可以提供诊断线索。最可靠的诊断方法是在卡压部位进行神经阻滞后，症状得到改善。放射学检查可能显示占位性病变或莫顿神经瘤。保守治疗、足趾关节拉伸、理疗、穿宽松鞋、使用跖骨垫和神经阻滞均可减轻症状。尽管手术可能无法完全缓解疼痛，但神经松解术或神经切除术的效果通常令人满意。由于再手术的成功率可能较低，因此需要仔细评估再次手术治疗的价值。

关键词

莫顿病；卡压性神经病；趾足底总神经松解术；神经阻滞

14.1 解剖学

趾足底总神经是足趾的感觉分支，是足底内侧神经和足底外侧神经的外周分支。其在靠近跖骨头的位置形成两条趾足底固有神经，穿过跖骨深横韧带下方并朝向各足趾，该韧带连接相邻的跖骨头和跖骨颈部。足底内侧神经分布于第一至第三趾，而足底外侧神经则分布于第四和第五趾。在约 2/3 的病例中，这些神经之间存在吻合支，从第四和第五趾的神经融合到第三和第四趾的神经上。有研究报道，第三和第四趾之间的神经相对较粗，可能更容易受到卡压（图 14.1）[1]。

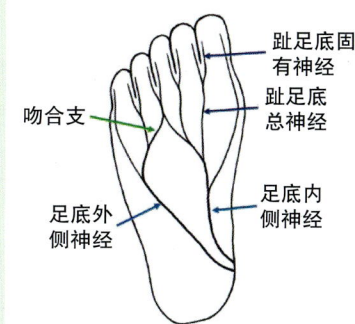

趾足底总神经是足底内侧神经和足底外侧神经的周围分支；在跖骨头附近，其分化为两根趾足底固有神经。由于存在吻合支，第三和第四趾之间的神经相对较粗，容易受到损伤。

图 14.1 足底内侧神经和足底外侧神经及其分支

14.2 病因学

莫顿病是一种发生在趾足底总神经和（或）趾足底固有神经的卡压性神经病，主要发生在跖管，该跖管由骨骼、深外侧跖韧带和足底腱膜组成。穿狭窄的鞋子或鞋底变形的鞋子会加剧这种卡压。这种情况在日常穿鞋时间较长的欧美地区人群中较为常见，而在日本人群中少见。运动员和穿高跟鞋的女性患莫顿病的概率也较高。在英国，莫顿病的发病率为每 10 万女性中有 88 例，每 10 万男性中有 50 例[2]。

莫顿病最常见的卡压部位在第三和第

四趾之间，其次是第二和第三趾之间，最后是第四和第五趾之间。除了活动受限因素外，第三和第四趾之间的神经相对较粗，也增加了其发生卡压风险[3]。

14.3 临床症状

莫顿病的症状包括邻近卡压位置的足底局部区域和两个足趾之间的疼痛或麻木感。尽管在休息时可能没有症状，但在行走、站立或运动时，卡压部位承受负荷，会出现症状。穿高跟鞋时足底弯曲、踮起脚尖或穿窄鞋都会加重这些症状，而赤脚行走则可以缓解症状。双侧症状并不少见。另外，在日本，老年群体中也存在莫顿病患者，可能与年龄相关的足弓变形有关。

14.4 诊断

莫顿病的诊断主要基于上述临床症状。此外，在两个相邻跖骨头之间的受累区域可能会出现蒂内尔征，而跖骨头本身则没有触发点（图14.2）[1]。单手握紧第一跖骨的内侧和第五跖骨，可能诱发疼痛和可察觉的咔嗒声（Mulder 测试），该测试的敏感性超过90%[3]。最可靠的诊断方法是在卡压点用2 mL 1% 利多卡因进行阻滞麻醉，观察症状的改善情况[1]。

影像学技术，如MRI或超声，可用于检测占位性病变或莫顿神经瘤等。荟萃分析显示，MRI和超声检查的诊断准确率并无显著差异。然而，诊断专家必须警惕假阳性和假阴性结果[4]。我们曾遇到一些没有莫顿神经瘤特征的莫顿病患者，形态学改变并不是诊断莫顿病的必要条件。

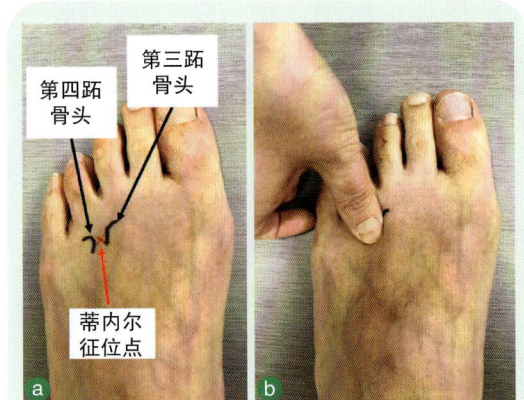

在两相邻跖骨头之间的受累区域有蒂内尔征。图中显示了第三和第四趾之间的蒂内尔征。

图14.2　蒂内尔征位点

14.5 治疗

保守治疗包括足趾关节拉伸和物理治疗等，通过减少受累神经周围结缔组织的僵硬来缓解疼痛；宽松的鞋子和跖骨垫也可能有所帮助[3]。在卡压区域使用类固醇或局部麻醉药阻滞可以产生短期效果，但目前没有证据表明阻滞的必要次数。虽然类固醇可能比单独使用麻醉剂更有效，但有2%～5%的患者在类固醇阻滞区域会出现皮肤变色或脂肪萎缩。因此，必须注意皮肤萎缩及关节囊和肌腱位置的不良反应[3, 5-6]。在进行单次神经阻滞后，约50%的患者在1年内需要额外治疗，而30%～40%的患者可能需要手术干预[1, 3, 5-6]。尽管酒精硬化疗法或高频热凝术被认为有效，但在缺乏随机对照试验的情况下，这些方法的实施需谨慎[3]。

当保守治疗无效时，可能需要考虑手术治疗。在英国接受治疗的患者中，有

3% 进行了手术干预，且采用背侧或足底入路的结果几乎相同[2]。由于韧带可以直接松解，神经易于识别，并且从近端区域进入相对简单，患者在手术后也能快速恢复行走，因此我们更倾向于采用背侧入路（图 14.3）[1, 7]。目前神经松解术与神经切除术的疗效对比尚不明确。为了避免在跖骨头远端发生残肢神经瘤，在神经切除术中，应尽可能靠近近端切除趾足底总神经，这一点十分重要。切除与受累神经平行的动脉并不会影响手术效果[1]。

在手术患者中，虽有 61% ~ 85% 的患者对手术结果感到满意，但获得疼痛完全缓解的患者仅占 48% ~ 63%[7-8]，且随着随访时间的延长，满意率逐渐下降[7-9]。手术效果不佳的原因可能包括诊断不足、减压不充分、神经瘤近端切除不当及其他并存疾病等[1]。既往有报道指出，17% 的患者在术后仍感到残留麻木，影响治疗效果[7, 9]。再次手术的效果并不理想，因此必须仔细考虑其适应证[1, 8]。

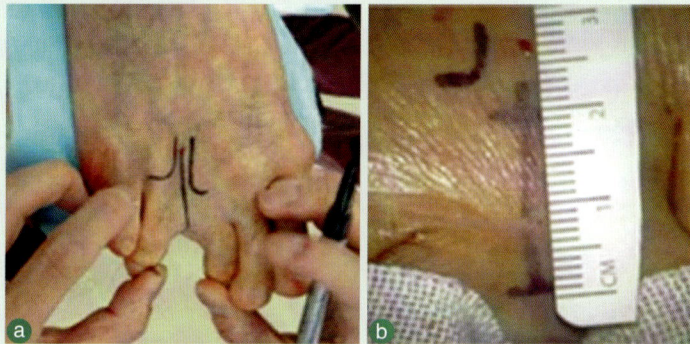

图 14.3　莫顿病的背侧入路手术

14.6　结论

莫顿病的特征是症状表现于相邻的两个足趾之间。由于这种症状并不局限于神经瘤患者，因此应将其视为受累区域的卡压性神经病。对于症状严重的患者，他们的日常生活活动可能会受到显著影响；在有手术指征的情况下，手术通常能带来较高的满意度。

李军华　译，李玉娟、柳垂亮　校

参考文献

扫码查看

15 主编短文 4：年长的神经外科医师，要有雄心壮志！

Toyohiko Isu

北海道大学札幌农业学院（Sapporo Agricultural College）的第一任副校长 William Smith Clark 博士在他的著名演讲中高喊："孩子们，要有雄心壮志！"

大多数住院医师起初充满激情和雄心，但随着职业生涯的发展，这种激情可能会逐渐消失。毕业于北海道大学的 Yuichiro Miura 是一名职业滑雪者和冒险家，他成功登顶珠穆朗玛峰时已年过 70。在他的演讲中，他鼓励老年人要有雄心壮志，勇于接受新挑战。

随着我们年龄的增长，医师可能会忘记考虑患者的恐惧，更多关注自己的专业经验，从而忽视患者的感受。然而，我们不应惧怕衰老，而应思考如何扮演新的、不同的角色来帮助患者。

腰椎旁疾病和下肢卡压性神经病是一种尚未受到足够重视的疾病。阻滞治疗和手术治疗并不需要太多体力，因此任何年龄的医师都可以进行。我认为，与患者沟通并理解他们的感受至关重要，无论是年轻医师还是年长医师，都能够成功提供治疗，以解决腰椎旁疾病和下肢卡压性神经病。

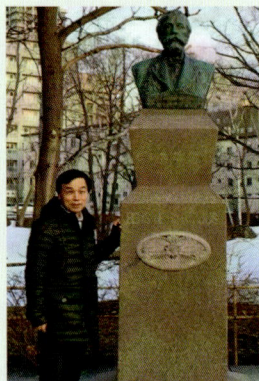

图 15.1 在北海道大学前院与 William Smith Clark 博士雕像合影（2016 年 3 月）[1]

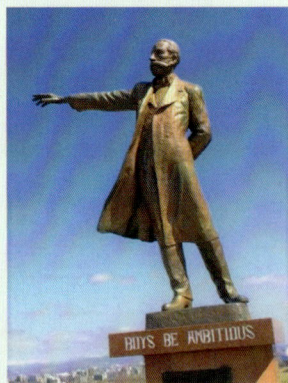

图 15.2 札幌 Hitsujigaoka 观景山上的 William Smith Clark 博士雕像

李军华 译，李玉娟、柳垂亮 校

参考文献

扫码查看

第三部分

综合观点

16 腰椎旁疾病／腿部卡压性神经病与腰椎手术失败综合征的关系

Naotaka Iwamoto，Kyongsong Kim

摘要

腰椎手术后，一些患者可能会出现腰椎手术失败综合征。腰椎旁疾病和腿部卡压性神经病的症状与腰椎疾病相似，可能被误认为是腰椎手术失败综合征。在我们之前的研究中发现，针对因腰椎间盘突出症和腰椎管狭窄症而接受腰椎手术（包括腰椎融合手术）的患者（即腰椎手术失败综合征），治疗腰椎旁疾病和腿部卡压性神经病有助于改善其残留症状。在一项关于腰椎间盘突出症术前干预的研究中，通过治疗并发的腰椎旁疾病，19%的病例症状得到了缓解。此外，这些治疗对高龄患者（＞85岁）中患有顽固性腰痛（包括腰椎手术失败综合征）者同样有效。因此，腰椎旁疾病和腿部卡压性神经病的干预能够改善腰椎手术失败综合征患者的症状，这点值得重点关注。

关键词

腰椎手术失败综合征；腰痛；腰椎手术；腰椎旁疾病；腿部症状

16.1 背景

尽管腰椎手术被公认为是治疗腰痛和（或）腿部症状的一种有效干预措施，但它并不总是治疗方法中的最佳选择。腰椎手术后，一些患者仍可能出现腰痛或腿部症状，这被称为腰椎手术失败综合征[1-2]。腰椎手术失败综合征的原因多种多样，包括误诊、不当手术，以及合并其他有类似症状的疾病，如腰椎旁疾病和腿部卡压性神经病。如果这些疾病未受到足够重视，它们可能会被误认为是腰椎手术失败综合征并进行相应治疗。在本章中，我们将探讨腰椎旁疾病和腿部卡压性神经病与腰椎手术失败综合征的关系。

16.2 腰椎手术后的腰椎旁疾病和腿部周围神经疾病的额外治疗

◆ 16.2.1 一项纳入 74 例腰椎手术后患者的研究

在对 84 例接受腰椎减压手术但未行任何融合手术的患者进行研究时，有 10 例患者失访。因此，我们对 74 例患者进行了平均 26.2 个月的随访研究[3]。该队列中有 59 例患者为男性，15 例患者为女性（平均年龄为 62.9 岁），具体情况为腰椎椎管狭窄 41 例，腰椎间盘突出症 25 例，滑囊囊肿 4 例，黄韧带出血 3 例，以及腰椎峡部裂性滑脱症 1 例。在腰椎手术前，已确认没有患者因臀上皮神经卡压或臀中肌疼痛而出现严重症状，但不可否认的是，会有影响日常生活活动的轻微症状存在。此外，不能完全排除腿部卡压性神经病潜在掩盖腰椎疾病症状的可能性。

研究结果显示，在 74 例患者中，54 例患者（73%，A 组）的腿痛和腰痛在初次腰椎手术后得到缓解，而 20 例患者（27%，B 组）在随访过程中仍有症状持续或复发

（图 16.1）。在初次手术前，A 组与 B 组之间无显著差异；然而，在手术后，两组之间出现了显著差异。在 B 组（ $n=20$ ）中，有 2 例患者（1 例为腰椎间孔狭窄，1 例为滑膜囊肿）需要进行第二次腰椎手术；4 例患者经保守治疗（包括口服药物、康复和神经阻滞）后，由臀上皮神经卡压和（或）臀中肌疼痛引起的腰痛得到了缓解；另有 14 例患者因臀上皮神经卡压、臀中肌疼痛、腓总神经卡压、跗管综合征及腰椎手术（包括 2 例椎间孔狭窄、1 例腰椎间盘突出症和 1 例相邻腰椎管狭窄症）接受了多种治疗，其中包括手术治疗。最终随访结果显示，A 组和 B 组之间无显著差异。

这项研究表明，腰椎手术失败综合征相关症状不一定与腰椎疾病直接相关，而可能与腰椎旁疾病及腿部卡压性神经病有关。此外，这些疾病的治疗可能会取得良好的效果。

◆ 16.2.2 腰椎融合手术后的腰椎手术失败综合征

对 18 例腰椎融合手术后无腿部症状的顽固性腰痛门诊患者进行的调查显示[4]，其中 8 例被诊断为臀上皮神经卡压（4 例为男性，4 例为女性，平均年龄为 69 岁）（图 16.2）。在这 8 例患者中，5 例为双侧患病，3 例为单侧。症状平均持续时间为 29.3 个月。所有患者在腰椎融合手术前均有腰痛，其中 1 例患者的腰痛症状在手术后持续存在，其他患者的腰痛症状则有所好转，但 7 例患者在术后平均 75 个月（6 ~ 264 个月）再次出现腰痛。所有腰椎融合手术均未失败。经过 4 ~ 8 次臀上皮神经阻滞后，所有病例的腰痛均可得到有效控制，但效果短暂，最终所有患者接

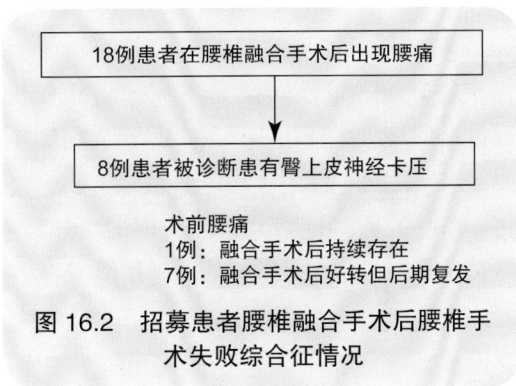

图 16.2 招募患者腰椎融合手术后腰椎手术失败综合征情况

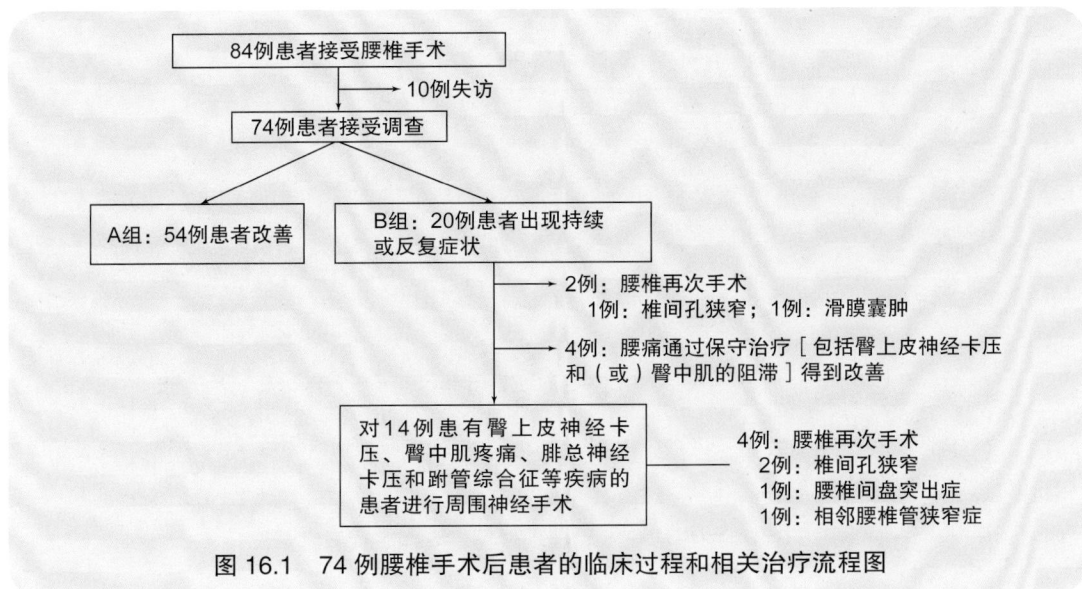

图 16.1 74 例腰椎手术后患者的临床过程和相关治疗流程图

第三部分

受了局部麻醉下的臀上皮神经松解术。在最后一次随访时（平均 28 个月），所有患者的腰痛得到了成功控制。

尽管腰椎融合手术是一种可接受的选择，但 5%～30% 的患者在手术后会有腰痛（即腰椎手术失败综合征，原因包括假关节、感染、对线不良、邻近节段疾病和骶髂关节疼痛）[5-7]。我们的研究结果表明，臀上皮神经卡压也是腰椎融合手术后腰痛的一个可能原因。

16.3 腰椎间盘突出症

◆ 16.3.1 椎间盘切除术后残留/持续症状

为了阐明腰椎间盘突出症患者接受椎间盘切除术后残留/持续症状与共存周围神经疾病之间的关系，我们进行了为期 26.4 个月的回顾性研究。研究对象为 13 例因腰椎间盘突出症接受椎间盘切除术的患者，这些患者存在持续性症状（n=2）或复发性症状（n=11）［包括腰痛和（或）腿部症状］[8]。在 13 例患者中，8 例为男性，5 例为女性，平均年龄为 58.2 岁。11 例患者的手术节段为 L_4/L_5，2 例为 L_5/S_1。1 例患者仅有腰痛，1 例患者仅有腿部症状，其余 11 例患者两种症状同时存在。所有患者在使用口服药物治疗后症状均未得到改善。初次手术后，症状复发的中位时间为 2 年（0～30 年）。

4 例患者的症状起源于与初次腰椎间盘切除术同节段的腰椎病变，其中 3 例为腰椎间盘突出症，1 例为腰椎管狭窄症，这些患者接受了再次腰椎手术（图 16.3）。9 例患者的腰椎 MRI 检查未见异常。12 例患者需要接受臀上皮神经卡压治疗，其中 10 例的腰痛为单侧，且有 9 例与腰椎病变同侧。8 例患者经臀上皮神经阻滞后症状得到改善，4 例因臀上皮神经阻滞有效但效果短暂而接受了臀上皮神经松解术。对于腰痛的治疗，2 例患者需要联合臀中肌阻滞。7 例患者需要进行腿部周围神经手术，其中 6 例合并腓总神经卡压，2 例合并跗管综合征，1 例合并股外侧皮神经卡压（部

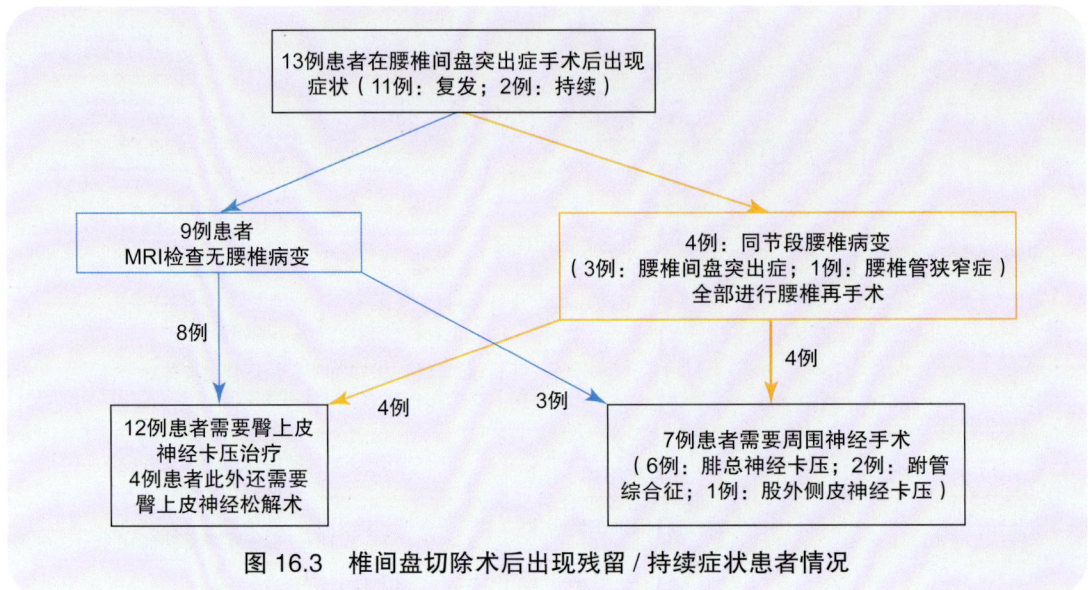

图 16.3 椎间盘切除术后出现残留/持续症状患者情况

分患者存在重叠）。

以往有报道显示，腰椎间盘突出症的手术效果较好，但一些患者会出现腰椎手术失败综合征[1]，并且 10% ~ 30% 的患者在手术后可能会出现长期腰痛[9-11]。引起这些症状的原因有多种，包括腰椎间盘突出症复发、硬膜外纤维化、硬膜外血肿、节段性狭窄减压不充分、腰椎失稳、硬膜撕裂和蛛网膜炎等[1-2, 12-14]。

我们的研究结果表明，腰椎旁疾病和腿部卡压性神经病也会导致腰椎间盘突出症术后发生腰椎手术失败综合征。

◆ 16.3.2 腰椎旁疾病的术前干预

针对腰椎间盘突出症引起的腰痛和腿部症状的治疗，我们调查了在手术前合并治疗腰椎旁疾病的疗效[15]。研究纳入 47 例急性期腰椎间盘突出症患者（发病 3 周

内），其中 23 例为男性，24 例为女性，平均年龄为 55.4 岁。腰椎间盘突出的节段分布如下：L_2/L_3（$n=5$）、L_3/L_4（$n=4$）、L_4/L_5（$n=20$）及 L_5/S_1（$n=18$）。在使用口服药物仍难以控制症状的情况下，需要考虑治疗腰椎旁疾病。

在这 47 例患者中，有 45 例患者出现腰痛，其中 30 例患者的腰痛程度较轻且可能伴有腰椎旁疾病（图 16.4）。在这 30 例患者中，1 例因下肢运动障碍而提前接受腰椎手术，16 例通过口服药物控制了症状，13 例则采用了阻滞治疗腰椎旁疾病。在接受阻滞治疗的 13 例患者中，4 例未见改善，9 例有所好转。好转的 9 例患者中，有 7 例接受了针对单一腰椎旁疾病的治疗（其中 2 例合并臀上皮神经卡压，4 例合并臀中皮神经卡压，1 例合并骶髂关节疼痛），另外

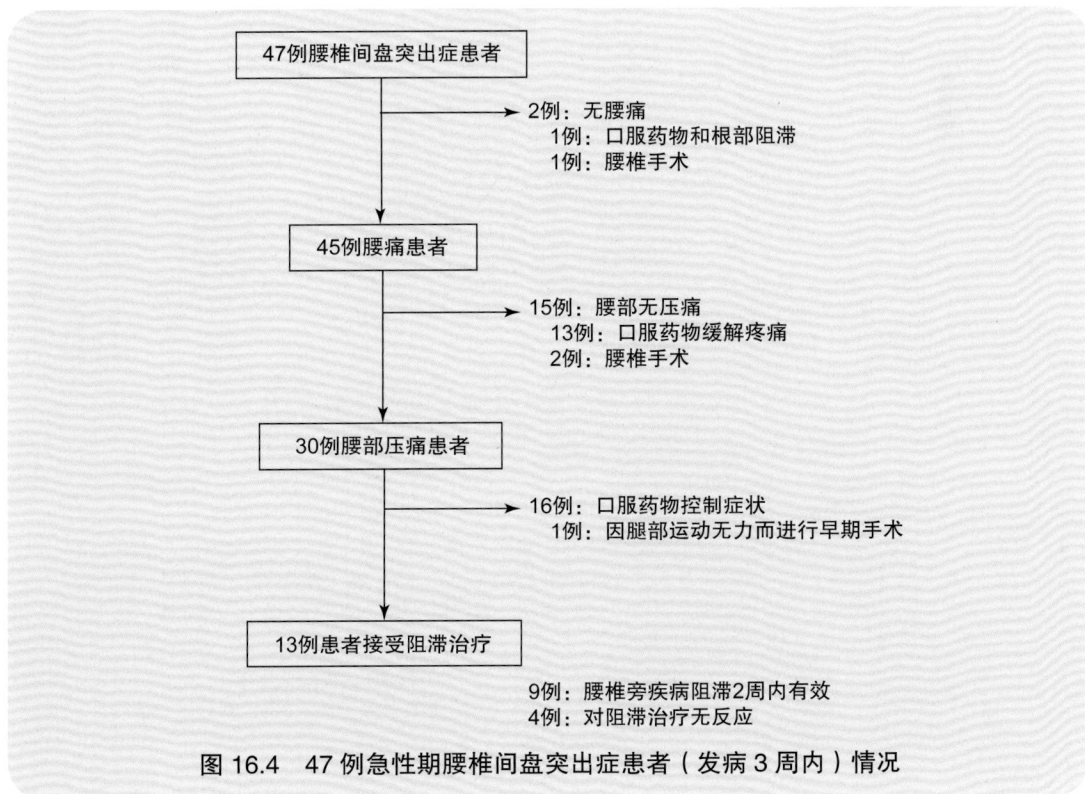

图 16.4　47 例急性期腰椎间盘突出症患者（发病 3 周内）情况

2 例在 2 周内对多种并存的腰椎旁疾病进行了治疗，其中 1 例为臀中皮神经卡压 + 骶髂关节疼痛，另 1 例为臀上皮神经卡压 + 臀中皮神经卡压 + 骶髂关节疼痛。除此之外，在这 9 例患者中有 3 例需要进行神经根阻滞。在对 9 例患者进行最后一次随访时（平均 25.3 个月），1 例患者接受了臀中皮神经松解术，2 例患者进行了额外的臀中皮神经阻滞以控制疼痛。

16.4 一项纳入 17 例高龄腰痛患者的研究

研究报道了 17 例患有顽固性腰痛的高龄患者（> 85 岁）的治疗结果，其中臀上皮神经卡压或臀中肌疼痛得到了缓解[16]。所有患者在腰椎 MRI 上均表现出某些腰椎病变：10 例有陈旧性压缩骨折，8 例有退行性脊柱侧凸（Cobb 角 > 10°），4 例有腰椎手术史（图 16.5）。在这 17 例患者中，

15 例患有臀上皮神经卡压，14 例患有臀中肌疼痛，其中一些患者的症状存在重叠。研究中，有 5 例患者在进行臀上皮神经卡压和（或）臀中肌疼痛阻滞治疗后，腰痛得到缓解。其他 12 例患者的阻滞治疗虽有效，但效果持续时间较短。7 例患者在局部麻醉下接受了臀上皮神经松解术（共 11 个部位），8 例患者接受了臀中肌减压治疗（共 14 个部位）。在经过臀上皮神经和（或）臀中肌手术治疗后，有 4 例患者需要在局部麻醉下进行周围神经手术，其中 3 例患者进行了腓总神经松解术，1 例患者合并有跗管综合征。此外，1 例合并压缩性骨折和慢性进行性脊髓病的患者，后续接受了胸椎后路减压和固定手术治疗。

该研究表明，即使是高龄患者（> 85 岁），采用更微创的方式治疗腰椎旁疾病甚至腰椎手术失败综合征，仍有望获得良好的效果。

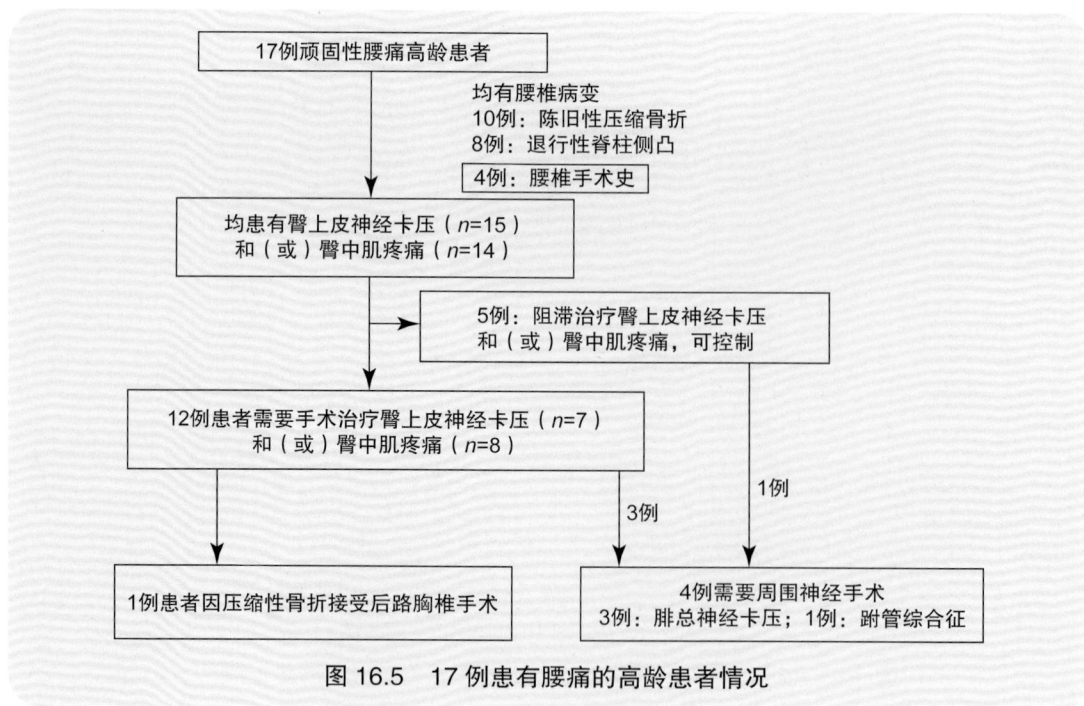

图 16.5 17 例患有腰痛的高龄患者情况

16.5 结论

目前的系列研究结果为腰椎手术后腰椎旁疾病和腿部卡压性神经病的不同症状的治疗提供了重要信息。由于椎旁脊柱疾病的初始特异性治疗（如各部位神经阻滞）具有较小的侵入性，因此我们强调这些方法可作为患有腰椎手术失败综合征的腰痛患者的良好治疗选择。此外，腓总神经卡压和股外侧皮神经卡压常伴有间歇性跛行等下肢症状，因此需与腰椎疾病进行鉴别诊断。众所周知，跗管综合征会引起腿部症状，且常与腰椎疾病并存。综上所述，对腰椎旁疾病和腿部卡压性神经病进行干预，有助于改善腰椎手术失败综合征患者的症状，因此，临床中应重点关注此类疾病的诊疗。

王国亮　译，程亮、柳垂亮　校

参考文献

扫码查看

和 0.024% ~ 7.0%[1]。然而，之前的一项研究报道显示，约 15% 的患者能够诊断出腰痛的具体病因，而其余 85% 的患者则无法确定病因[2]（表 17.1）。

表 17.1　Deyo 等的腰痛诊断（1992）

诊断	发病率（%）
特异性腰痛	15
腰椎管狭窄症	4 ~ 5
腰椎间盘突出症	4 ~ 5
腰椎压缩性骨折	4
非特异性腰痛	85

来源：DEYO R A, RAINVILLE J, KENT D L. What can the history and physical examination tell us about low back pain?JAMA, 1992, 268: 760–765.

腰椎旁疾病，如臀上皮神经卡压、臀中皮神经卡压、骶髂关节疼痛和臀中肌疼痛，是由腰椎周围的神经、关节和肌肉出现病变，进而导致腰痛的一类疾病。腰椎旁疾病的诊断主要依赖临床症状、触诊和阻滞治疗的效果，而非放射学检查结果。Suzuki 等[3] 发现，经过仔细体格检查，骨科医师可以明确诊断约 78% 的腰痛患者病因，其中包括部分腰椎旁疾病。此外，研究者还调查了日本一家免预约骨科诊所的 320 例腰痛患者（160 例为男性，160 例为女性，平均年龄为 55.7 岁，年龄范围为 20 ~ 85 岁）。这些患者的诊断结果包括小关节综合征（21.3%；68/320）、筋膜性腰痛（17.5%；56/320）、椎间盘源性腰痛（12.5%；40/320）、腰椎管狭窄症（10.9%；35/320）、腰椎间盘突出症（6.9%；22/320）、骶髂关节疼痛（5.6%；18/320）和腰椎压缩性骨折（3.1%；10/320）（表 17.2）。本研究以腰椎旁疾病为重点，发现腰痛患者中筋膜性腰痛和骶髂关节疼

17　腰椎旁疾病的发病率

Fumiaki Fujihara, Kyongsong Kim, Toyohiko Isu

摘要

腰椎旁疾病是导致腰痛的一个原因，但其流行病学尚不明确。在此，我们调查了 Kushiro Rosai 医院神经外科 367 例腰痛患者的腰椎旁疾病发病率（Kushiro Rosai 研究）。在这项研究中，臀上皮神经卡压、臀中皮神经卡压、骶髂关节疼痛和臀中肌疼痛的发病率分别为 12.0%、13.6%、7.6% 和 3.6%。各腰椎旁疾病之间常存在重叠，单纯腰椎旁疾病的病例较少，臀上皮神经卡压、臀中皮神经卡压、骶髂关节疼痛和臀中肌疼痛的单独发病率分别为 3.8%、3.5%、2.5% 和 0.8%。在腰痛患者中，臀皮神经卡压（臀上皮神经卡压和臀中皮神经卡压）的发病率为 20.1%，并不罕见。这些结果表明，针对腰椎旁疾病（尤其是臀皮神经卡压）的治疗对腰痛患者至关重要。同时，研究结果还揭示了腰椎旁疾病与多种疾病相关，因此需要综合治疗。

关键词

流行病学；腰椎旁疾病；发病率；臀皮神经卡压；腰痛

17.1　引言

腰痛定义为位于第 12 肋骨和臀下褶皱之间的背部疼痛。许多人都有过腰痛的经历，其患病率和发病率分别为 1.4% ~ 20.0%

痛的发病率共 23.1%（74/320）。然而，其他腰椎旁疾病，如臀上皮神经卡压、臀中皮神经卡压和臀中肌疼痛，并未包含在既往研究中。

表 17.2　Yamaguchi 腰痛研究中入组的 320 例腰痛患者的鉴别诊断

诊断	数量（百分比）
腰椎管狭窄症	35（10.9%）
腰椎间盘突出症	22（6.9%）
腰椎压缩性骨折	10（3.1%）
筋膜性腰痛	56（17.5%）
小关节综合征	68（21.3%）
椎间盘源性腰痛	40（12.5%）
骶髂关节疼痛	18（5.6%）

臀上皮神经卡压的发病并不罕见，迄今为止，尚缺乏较为全面的腰椎旁疾病发病率的研究报道。在此，我们调查了 Kushiro Rosai 医院腰痛患者的腰椎旁疾病发病率（Kushiro Rosai 研究）。

17.2　方法（Kushiro Rosai 研究）

2016 年 5 月至 2017 年 8 月，Kushiro Rosai 医院神经外科连续纳入 383 例腰痛患者（177 例为男性，206 例为女性，平均年龄为 63.6 岁，年龄范围为 16～95 岁），并对其中 367 例患者进行了 MRI 和 X 线检查。根据门诊放射学检查结果（表 17.3），89 例患者的腰痛病因诊断如下：腰椎管狭窄症 55 例，腰椎间盘突出症 20 例，腰椎压缩性骨折 12 例，脊柱感染 2 例。剩余的 278 例患者，无法根据放射学检查结果确定腰痛的病因。有 105 例患者（42 例为男性，63 例为女性，平均年龄为 64 岁，年龄范围为 16～90 岁）被怀疑为腰椎旁疾病导致的腰痛。由于这些患者的腰部和臀部有压痛，且口服药物无法缓解疼痛，因此他们被收治到我科进行腰椎旁疾病的评估和治疗。根据临床症状、触诊、阻滞治疗的效果，以及本书中描述的诊断标准，这 105 例患者被确诊为腰椎旁疾病。

我们采用数字评定量表评估腰痛的严重程度，患者按照量表中的相关标准对自身腰痛的严重程度进行评分，评分范围从 0（无疼痛）到 10（剧烈疼痛）。通过比较入院时和出院时的评分（平均 14.3 天，范围 4～48 天），可评估治疗的有效性。当数字评定量表评分降低 ≥ 3 分时，可判定为症状改善有效[4]。

表 17.3　Kushiro Rosai 研究中入组的 367 例腰痛患者的鉴别诊断

	诊断	数量（百分比）	入院患者 / 门诊患者
脊柱疾病	腰椎管狭窄症	57（15.5%）	2/55 例
	腰椎间盘突出症	27（7.4%）	7/20 例
	腰椎压缩性骨折	12（3.3%）	0/12 例
	脊柱感染	2（0.5%）	0/2 例
	诊断	数量（百分比）	
腰椎旁疾病	臀皮神经卡压	74（20.2%）	
	臀上皮神经卡压	45（12.3%）	
	臀中皮神经卡压	50（13.6%）	
	骶髂关节疼痛	27（7.4%）	
	臀中肌疼痛	14（3.8%）	

17.3 结果

◆ 17.3.1 臀皮神经卡压

在收治的 105 例难治性腰痛患者中，口服药物和臀上皮神经阻滞有效的患者为 45 例，这些患者被诊断为臀上皮神经卡压。臀上皮神经卡压患者的平均年龄为 66 岁（18 例为男性，27 例为女性，年龄范围为 16 ~ 89 岁）。在 45 例合并臀上皮神经卡压的腰痛患者中，有 14 例患者被诊断为单独臀上皮神经卡压，其余 31 例患者被诊断为与其他疾病并存（表 17.4）。在 Kushiro Rosai 研究中，腰痛患者合并臀上皮神经卡压综合征的发病率为 12.3%（45/367）。

表 17.4　45 例伴臀上皮神经卡压的腰痛患者的合并疾病

	n（两者共存的数量）
无（单独臀上皮神经卡压）	14
臀中皮神经卡压	24（3）
臀中肌疼痛	5（2）
骶髂关节疼痛	6（3）

在 105 例患者中，有 50 例患者臀中皮神经阻滞有效，这些患者被诊断为臀中皮神经卡压综合征。臀中皮神经卡压综合征患者的平均年龄为 67 岁（18 例为男性，32 例为女性，年龄范围为 16 ~ 87 岁）[5]。在 50 例合并臀中皮神经卡压的腰痛患者中，有 13 例患者被诊断为单纯臀中皮神经卡压，其余 37 例患者被诊断为合并其他疾病（表 17.5）。在 Kushiro Rosai 研究中，腰痛患者中臀中皮神经卡压的发病率为 13.6%（50/367）。

臀皮神经卡压包括臀上皮神经卡压和臀中皮神经卡压，在 Kushiro Rosai 研究中，20.1%（74/367）的腰痛患者被诊断为臀皮神经卡压。

表 17.5　50 例伴臀中皮神经卡压的腰痛患者的合并疾病

	n（两者共存的数量）
无（单独臀中皮神经卡压）	13
臀上皮神经卡压	21
骶髂关节疼痛	10
臀中肌疼痛	4（1）
梨状肌综合征	2（1）
髋关节炎	1

◆ 17.3.2 骶髂关节疼痛

在 105 例患者中，骶髂关节阻滞对 27 例患者有效，这些患者被诊断为骶髂关节疼痛。骶髂关节疼痛患者的平均年龄为 65 岁（11 例为男性，16 例为女性，年龄范围为 16 ~ 90 岁）。在 27 例伴骶髂关节疼痛的腰痛患者中，有 9 例患者被诊断为单纯骶髂关节疼痛，其余 18 例患者被诊断为合并其他疾病（表 17.6）。在 Kushiro Rosai 研究中，腰痛患者中骶髂关节疼痛的发病率为 7.4%（27/367）。

表 17.6　27 例伴骶髂关节疼痛的腰痛患者的合并疾病

	n（两者共存的数量）
无（单独骶髂关节疼痛）	9
臀中皮神经卡压	12（2）
臀上皮神经卡压	6（3）
臀中肌疼痛	3（1）

◆ 17.3.3 臀中肌疼痛

在 105 例患者中，臀中肌阻滞对 14 例患者有效，这些患者被诊断为臀中肌痛。臀中肌疼痛患者的平均年龄为 61.2 岁

（3 例为男性，11 例为女性，年龄范围为 19 ~ 90 岁）。在 14 例伴臀中肌疼痛的腰痛患者中，有 3 例患者被诊断为单纯臀中肌疼痛，其余 11 例患者则被诊断为合并其他疾病（表 17.7）。在 Kushiro Rosai 研究中，腰痛患者中臀中肌疼痛的发病率为 3.8%（14/367）。

表 17.7 14 例伴臀中肌疼痛的腰痛患者的合并疾病

	n（两者共存的数量）
无（单独臀中肌痛苦）	3
臀上皮神经卡压	5（2）
臀中皮神经卡压	5（2）
骶髂关节疼痛	3（1）
梨状肌综合征	1（1）

◆ 17.3.4 腰椎疾病

在 105 例患者中，有 17 例患者因腰椎间盘突出症（7 例）和腰椎管狭窄症（10 例）出现下肢放射痛，需要接受神经根阻滞治疗。在 17 例患者中，8 例与腰椎旁疾病有关，但不影响腰痛的治疗效果，另外 9 例患者则对腰痛的改善产生了影响。在 Kushiro Rosai 研究中，腰椎间盘突出症和腰椎管狭窄症的发生率分别为 7.4%（27/367）和 15.5%（57/367）（表 17.3）。

◆ 17.3.5 治疗效果

通过上述治疗，105 例患者的数字评定量表平均分从治疗前的 7.4 分下降至出院时的 2.3 分。在这 105 例患者中，有 84.8%（89/105）的患者阻滞治疗有效（出院时数字评定量表评分降低 3 分或更多）。

17.4 讨论

臀上皮神经卡压曾被认为是罕见疾病，既往研究报道其发病率在腰痛患者中

仅占 1.6%[6]。近年来的研究显示，臀上皮神经卡压的发病率显著上升，约占腰痛患者的 14%[7]。我们在日常临床诊疗中积极治疗臀上皮神经卡压，发现其在腰痛患者中的发病率并不低。在 Kushiro Rosai 研究中，腰痛患者中臀上皮神经卡压发病率为 12.3%，与最近报道的臀上皮神经卡压发病率相似；臀中皮神经卡压的发病率为 13.6%，与臀上皮神经卡压的发病率相似，但目前尚无臀中皮神经卡压发病率的其他相关报道。此外，臀上皮神经卡压和臀中皮神经卡压可能共存，合并两种臀皮神经卡压的发病率为 20.1%。虽然臀上皮神经卡压伴臀中皮神经卡压的发病率并不低，但其单独发病率很低，在所有臀上皮神经卡压患者中仅占 31%（占所有腰痛的 3.8%），而在所有臀中皮神经卡压患者中仅占 14%（占所有腰痛的 3.5%）。以上结果表明，臀上皮神经卡压和臀中皮神经卡压易与多种疾病共存，需要采取多元评估及治疗策略，而非单独处理。

骶髂关节疼痛是腰痛的一个原因，其发病率占慢性腰痛的 5.6% ~ 30%[8-10]。在我们研究的腰痛患者中，有 7.4% 的患者被诊断为骶髂关节疼痛，这与 Yamaguchi 研究报道的结果（5.6%）相似[3]。目前尚未见关于臀中肌疼痛发病率的报道。Kushiro Rosai 研究首次报道了腰痛患者中臀中肌疼痛的发病率为 3.8%。

臀皮神经卡压、臀中肌疼痛和筋膜性腰痛的诊断标准相似，因为其均是通过受累区域的压痛及在该部位进行阻滞治疗后症状改善来诊断的。在该研究中，腰痛患者有 21.5%（79/367）被诊断为臀皮神经卡压和臀中肌疼痛，这一发病率与 Yamaguchi 研究中筋膜性腰痛的发病率（17.5%）相似，

但后者未包括臀皮神经卡压和臀中肌疼痛。这些结果表明，部分臀皮神经卡压和臀中肌疼痛可能被误诊为筋膜性腰痛。

在 Kushiro Rosai 研究的 105 例患者中，有 17 例同时患有腰椎疾病和腰椎旁疾病（其中 8 例患者仅有腿部症状）。腰椎旁疾病可以与几种腰椎疾病同时存在，如腰椎间盘突出症、腰椎管狭窄症和压缩性骨折[11]。在这些情况下，忽视腰椎旁疾病，可能导致在腰椎手术后，出现腰椎手术失败综合征[12-13]。因此，腰椎旁疾病是腰痛

综合治疗中不可或缺的一组疾病。

17.5 结论

在 Kushiro Rosai 研究中，共有 367 例腰痛患者接受了臀上皮神经、臀中皮神经、骶髂关节和臀中肌的阻滞治疗，受益患者的比例分别为 12.3%、13.6%、7.4% 和 3.8%。超过一半的腰椎旁疾病患者并发多种疾病，因此需要进行全面的治疗。

王国亮　译，程亮、柳垂亮　校

参考文献

扫码查看

18 主编短文 5：以通过医师的双手治愈患者为医疗目标

Toyohiko Isu

您是否曾因母亲以手掌置于腹部或额头缓解胃痛或发热，从而安然入眠？此类通过体表接触实施的疗愈行为，实为医疗实践的本源形态。无论医疗技术如何进步，这一传统的触诊方式始终都有其价值。

18 岁那年，在北海道大学医学院入学考试前夜，我突发高热，体温超过 39 ℃。由于当时夜间急救医疗系统尚不完善，母亲带我求诊于一名社区医院内科医师。尽管已是深夜，但他仍然悉心为我检查病情，当时听诊器触碰到我的肌肤所带来的温暖感觉，至今仍萦绕在我的心间。得益于这位医师，我才能带病参加考试并顺利通过。可惜当时的我，未能对那份触诊的温度道出谢意。

成为神经外科医师后，我专注于脊柱和脊髓手术，职业生涯中的大多数临床诊断都依赖于放射影像学检查结果，似乎逐渐遗忘了医疗最初的格言"触摸患者的身体"，直到遇见腰椎旁疾病和下肢卡压性神经病患者，如臀上皮神经卡压、腓总神经卡压和跗管综合征等。这些疾病需通过触诊才能准确诊断，触诊的过程促进了我与患者的沟通，让我得以向患者提供更好的医疗服务。

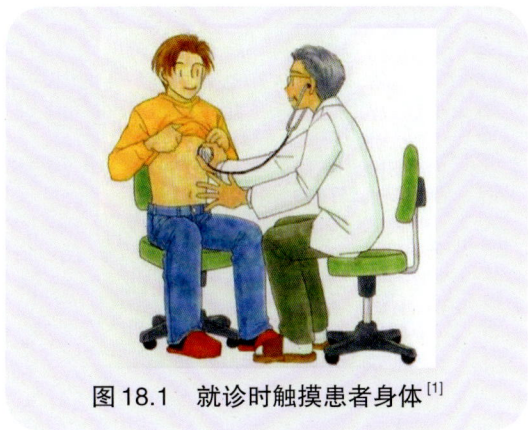

图 18.1 就诊时触摸患者身体[1]

张镇锋 译，程亮、柳垂亮 校

参考文献

扫码查看

拓展阅读

扫码查看